生薬学ノート

本多 義昭

東京図書出版

ま え が き

　本書は、私が専攻としてきた生薬学に関する近年のノート集である。

　現在の生薬学は、生薬や薬用植物だけでなく、未利用資源も含めて天然物全般が広く研究の対象となっている。それは、研究の目的が、品質評価といういわば商品学的なものから、薬用天然物の生産から消費（臨床応用）までの様々な課題、あるいは時代が求める新規薬物開発など、実に多様な角度をもって繰り広げられるようになっていることによる。生薬学は天然物薬学ともいうべき研究領域となっている。

　第一部は、生薬に関する研究視点の主なものについてのアウトラインを記したものである。もとより、学問は日進月歩であり、境界もないから、時により人によりその範疇とするところは変わってくる。数々の流れが合流して大河となった、現代の生薬学の両岸を見定めることは容易ではない。

　現在の生薬学を下流域とすれば、明治時代は西欧流の科学的思考が流れ込んで、生薬学という大河が形成された時代である。この河をさらに遡れば、江戸期の本草学興隆の時代があり、さらにたどると、源流の一つは中国の本草に行き着く。第二部以降は、この大河の流れを遡って適当な所で見た、私的観察ノートともいうべきものである。結果として、序文や本草の序例のようなものにも注目することになったが、それは、その部分に多くの著作者が持つ天然薬物への深い情念のようなものを観たからにほかならない。

　本書が全体としてまとまりがなく、学名や参考資料の扱いに不統一で、至らないところも多いが、私的ノートということでご容赦いただきたい。本書が「生薬学水系」の多様性と奥深さを、少しでも紹介できていたら、これ以上の幸せはない。

謝辞

　第一部は、2000年に始まった日本生薬学会と薬剤師研修センターによる合同開催の「漢方薬・生薬認定薬剤師研修会」で行った講義録を元とし、第二部以降は、2013年から2020年にかけて、『活』およびその後継の『漢方のめぐみ』誌に、掲載されたものを元に、稿を改めたものである。

　本書の元となる講義の機会を与えて頂いた日本生薬学会と薬剤師研修センター、拙い論考を長期に掲載して頂いた『活』および『漢方のめぐみ』誌の足立秀樹編集長に深謝いたします。また、貴重な図書を閲覧させて頂いた金沢大学付属図書館医学図書館、武田科学振興財団・杏雨書屋、東京薬科大学所蔵の貴重な写真を提供して頂いた小曽戸洋博士にも、併せて御礼申し上げます。

著者

目　次

第一部　生薬研究の視点

第1章　生　薬

1. 生薬とは

「生薬」は普通「しょうやく」と読むが、「きぐすり」と読むこともある。これは、生醤油（きじょうゆ）、生糸（きいと）、生一本（きいっぽん）、生娘（きむすめ）などと同様の使い方である。この「生」を「き」と読むのは、人が手を加えていない、天然の、混じりけのない、あるいは純粋なといった意味からであり、「きぐすり」もまた、人工のものではない天然由来の薬という意味が込められている。江戸時代では、「きぐすり」は「生」のほか「木」の字も用いられていた。

　このように、人は言葉で物事を考えるから、他者との意思疎通には、使う言葉の正確な定義が必要となる。一般に、生薬は「薬用に供する目的で、植物、動物、鉱物の一部または全部を採取し、乾燥、切断などの簡単な処理により、保存に耐えるよう調製されたもの」と定義される。既にある現実を言葉で正確に定義づけしようとすると、このようになってくる。明々白々な事柄も、堅苦しい言葉が交じり、かえって解りにくくなるような感覚に陥るのは、小生だけではないだろう。

　では、具体的に、生薬にはどのようなものがあるのか。

　薬の字に草冠が付いているように、また「草根木皮」ともいわれるように、古代からの薬はすべて生薬の類いであり、その多くは植物由来のものである。わが国でよく知られた生薬のうち、植物由来のものには、全草を使用するもの（センブリ、ゲンノショウコ）や、根（人参、当帰）、葉（紫蘇葉）、樹皮（桂皮、厚朴）、果実（山梔子、大棗）、種子（杏仁、亜麻仁）など、器官の一部を用いるものがあり、一方では、樹脂（乳香、アラビアゴム）やエキス（アロエ）などもある。動物界由来

のものは多くはないが、よく知られたものとしては、熊胆（熊の胆嚢）、牛黄（牛の胆石）、蟾酥（ガマの油）などがある。また、鉱物界由来のもの（石膏、芒硝）もある。さらには、冬虫夏草のように蛾の幼虫に菌が寄生した、動物界と菌界にまたがるようなもの、竜骨や牡蠣のように動物由来の鉱物性のものなどもある。

　生薬は、まさしく、その定義のとおり、人が広大多様な自然界から選び出してきた薬なのである。

2．生薬の関連語

「生薬」という言葉から連想される、類似の言葉や関連する語句がある。以下に例を挙げる。

「天然薬物」は、現在では比較的よく使われる言葉で、生薬とほぼ同じ意味を持つ言葉である。天然由来の薬物という意味で、「合成薬品」あるいは「化学薬品」という言葉と対になっている。

「伝統薬物」は、人が古くから使い続けてきた薬という意味である。薬の起源は人類の発祥にまで遡れるが、かつての薬はすべてが生薬であった。この「伝統薬物」という言葉は、科学の進歩とともに生まれてきた合成薬品が、現代の薬であるということの対比として、使われる言葉でもある。

「民族薬物」は、人の特定集団である民族が使う伝統薬物の意である。

「漢薬」は、中国の伝統薬物や漢方薬を指し、わが国古来の伝統薬である「和薬」と対をなす言葉でもある。

「漢方薬」という言葉は、少しばかり紛らわしい。この言葉は、江戸時代にオランダ医学が盛んになると、そちらは「蘭方」といわれ、そこで用いられる薬は「蘭方薬」と称された。そして、奈良時代以降、わが国で主流であった中国渡来の医学は「漢方」と称されるようになり、漢方で用いられる薬は「漢方薬」といわれるようになったという。したがって、「漢方薬」という言葉は、漢方医学で使われる単味の薬物を指す場

合や、それらを配合した処方薬を指す場合もあって、少々紛らわしい。それで、この二つの事項がまぎれないよう、単味の薬を「漢方用薬」とか「漢方生薬」と記すこともある。

「中薬」は、中国医学で用いられる薬の意である。「薬」は「薬」の簡体字である。

「中草薬」は、中国の民間薬の意である。

「民間薬」は、明確な医学体系に基づかない使用のされ方をするもので、例えば、ゲンノショウコ、センブリ、ドクダミはわが国の三大民間薬と言われる。キハダの皮は、黄柏（オウバク）と称され、漢方用薬として処方されるが、また一方では、民間薬として、打ち身や捻挫に湿布薬として使われる。したがって、その生薬が漢方（用）薬か民間薬かは、使用のされ方の違いということになる。

「局方生薬」は、日本薬局方に収められている生薬の意である。現行の第17改正日本薬局方には、漢方用薬を中心として150種類余りの生薬が収載されている。

　以上のように、「生薬」の類語や関連する言葉はかなりあるが、それらは、それぞれが生薬の有する一つの側面を表しており、生薬というものに対して様々な見方があることを示している。

第2章　生薬学

1. 生薬学の対象と視点

　文字どおりに解釈すれば、「生薬」を研究するのが生薬学である。それでは、薬として使われる生薬だけが生薬学の研究対象なのかといえば、決してそうではない。生薬や薬用植物など、現実に薬用とされるものはもちろん、薬用の可能性がある天然物も研究対象となる。研究者が、今後新たな薬が開発できる可能性があると思えば、それは生薬学の研究の対象になる。したがって、生薬学は、地球上の植物界、動物界、

鉱物界のあらゆる天然物を研究の対象としているといっても過言ではない。

　では、生薬学では、このような多種多様な材料をどのように研究してきたのか。研究の視点から、それは大きく二つに分けられるであろう。その一つは"crude drug"の視点、もう一つは"herb drug"の視点というべきものである。

　第一の"crude drug"の視点は、生薬を新薬開発の素材あるいは資源とみるもので、特に近代科学の発達とともに大きく展開されてきたものの見方である。それは、「生薬や天然物には、薬用となる特徴ある活性成分が含まれている」という見方である。かつて、ヨーロッパで風邪や暑気あたりに使われるシロヤナギ Salix alba L. から解熱作用を持つサリシン salicin が発見され、またアヘンからは鎮痛剤のモルヒネ morphine が単離された。これらの例は、薬用植物や生薬を解析し、その中から現代社会が必要とする新しい薬物を開発しようとするものである。この視点はわかりやすい。現代においても、新たな薬物開発の可能性を求めて、世界各地の民族薬物や民間薬が研究されているが、これらに限らず、微生物や海洋産物など、今まで人類が利用してこなかった天然物も対象に含めて、この種の研究は精力的に進められている。近年では、タイヘイヨウイチイ Taxus brevifolia Nuttall から抗癌成分タキソール taxol が見出され、また、クソニンジン Artemisia annua L. の抗マラリア活性成分アルテミシニン artemisinin の研究に対して、2015年ノーベル生理学・医学賞が贈られたのも記憶に新しい。この視点の研究は、人が病気に悩まされる限り、今後も決して絶えることなく続けられていくはずである。

　以上のような、いわば開発研究の視点から見ると、目的とする活性成分以外の成分はすべてが不要のもの、不純物ということにもなる。生薬はしばしば"crude drug"と表記されることもあるが、この言葉には、生薬は「粗薬」、「精製されていない薬」、あるいは「不純物を含んでいる薬」の意味がある。

　第二の視点、"herb drug"の視点は、生薬をそのまま一つの薬物として考えようとするものである。この見方は、"natural medicine"という表現とも一脈通じる表現である。多くの伝統薬は、天然から得られたものが、そのままあるいは少し手を加えた生薬という形で使われるからである。また、生薬には生理活性をもつ成分が複数種類含まれていることも多いが、実際に、伝統医学で使われる生薬では多面的な効能効果が知られている場合も少なくない。自然科学は、とかく分かりやすい思考法を採る傾向にある。例えば、甘草には特徴成分としてグリチルリチン glycyrrhizin が含まれているが、薬物としての甘草を見るとき、グリチルリチンだけでは漢方医学で用いる甘草の効能・効果のすべては語れない。実際、共存するリクイリチン liquiritin ほかのフラボノイド類に抗炎症作用が知られており、漢方用薬としての甘草の効能効果の一部はこれらも担っていると考えられている。ではグリチルリチンとフラボノイド類とで十分かといえば、それも言い切れないだろう。今後の研究によって新たな活性成分が明らかになる可能性は捨てきれない。解析が進み、新たな活性成分がリストアップされていくとしても、それらの結果は、甘草に含まれる何千という成分のうちの一部分が明らかになるに過ぎない。解析的方法によって得られた情報を集めて構築された像は、近似的ではあるが決して実像ではない。

"herb drug"の視点は、その生薬が一つの薬物として用いられてきたという歴史的事実を原点に据えるものでもあり、全体像を壊さずに理解しようという姿勢でもある。漢方医学に代表される伝統医学の中で使われてきた薬物では、現代医学的にみると多岐にわたる薬効が知られていることが多く、それらの薬効が一括して抽象的な言葉で表現されていることもある。さらに、生薬の組み合わせである漢方処方では、組み合わせることにより、多様な病態に対応可能な、新たな薬理作用のベクトルが構築されているとされる。これらについて科学的な解析を進めようとするなら、生薬を単位とする経験的な理解や解釈を大切にしなければならない。

2．自然科学としての生薬学

　生薬そのものを研究対象とするとき、生薬のどの性質に着目するかで視点もまた違ってくる。これまで生薬を対象になされてきた、いわゆる生薬学的研究を支える主たる三つの柱を次に挙げてみよう。

　その第一は、生薬の素材に関する研究である。先にも述べたように、生薬とされるものは植物界を中心とする天然物である。また生薬は薬となる「もの」であるから、目前のものが何物かということの検証からスタートしなければならない。それには類似物との異同を識別する博物学的知識も要求される。そして、生薬の多くは植物界由来であるから、植物を同定するための分類・形態学的知識は必須のものである。また、近年は地球規模での自然破壊が進んでおり、薬用資源の確保や供給の問題も浮上してきている。これまでの野生品の採取から栽培化への転換も強く求められており、そのための生物学的研究も重要となってきている。

　第二は、成分についての研究である。生薬は薬物であるから、人体に作用する活性成分を含んでいる。それが未知なものであれば、その特異な本体が何であるかを知りたいと考えるのは、研究者として至極当然のことである。天然物から活性成分を取り出そうとするこの種の研究は、近代化学の勃興以来、連綿と続いてきた。広くは天然物化学といわれるこの種の研究は、人が新しい薬を求める限り、地球上の天然物を素材に、連綿と続けられるに違いない。

　第三は、作用の研究である。伝統的に使われてきた生薬や薬用植物が、人体内でどのような薬理作用をするのか。それを科学的に解明したいというのも、研究者にとって根源的な問いかけといえるものであろう。それはまた、人類が有史以来、人体実験で得てきた貴重な経験知識を、現代科学の眼で検証し、見直す「古きを訪ねて新しきを知る」という一面でもある。

３．生産から消費まで

　前節では、生薬学を、主に生薬や薬用植物の特質を明らかにしようとする解析学的な視点から紹介したが、応用科学的な視点から見ることも可能である。

　生薬は、天然物から製せられて人の口に入る薬物である。したがって、生薬の研究には、生薬の生産から消費までのすべての過程で生じる様々な課題が研究のテーマとなりうる。すなわち、多くの生薬の元となる薬用植物（天然物）の、採集・栽培生産、生薬の調製・加工、品質評価、服用による臨床効果などの課題である。このように、生薬学の研究領域は、生薬そのものの研究はもちろん、生薬の生産から消費までの過程に広く関係するものといえる。

　これらの過程において、前述した３種の視点、すなわち、植物学を中心とする材料の学、薬物としての物質的根拠を明らかにする成分の学、効能・効果を保証する作用の学などの方法論が活用される。また、生産に関しては農学的な視点、臨床応用については医学的な視点からの解析が必要であり、薬学外の領域との協調は欠かせない。

４．人文社会科学的側面

　これまで述べてきたのは、いわゆる自然科学的な見方である。一般には、生薬学は理系の学問である薬学の中の一分野として位置づけされ、現実的にも物質科学としての研究が殆どを占めている。

　しかし、生薬には、有史以来使われ続けてきたという長い歴史がある。そして、そこには人と薬の関係を巡っての、歴史学、哲学、言語学、文化人類学などの人文社会科学的な研究の視点も考えられる。先に述べた生薬関連語の中の、伝統薬物や民族薬物という言葉は、そのような視点を表現している。

　伝統医学あるいは民族医学には、それが行われてきた集団の世界観や

疾病観が反映されており、それらは生薬の薬効、効果表現にも影響している。例えば、漢方医学で使われる当帰や川芎や桃仁は「駆瘀血薬」という薬物群に分類され、茯苓や沢瀉や朮は「利水」の作用を持つとされる。この「血（けつ）」や「水（すい）」は、様々な現象から帰納された一種の概念と言えるもので、中国医学が成立した当時の病理観に根ざしている。それらは、現代の我々が理解する物質としての「血」や「水」と同じものではない。漢方医学や中医学の「血」や「水」の解釈に曖昧さが残るのは、このことによる。漢方医学や中医学の薬物を解析するには、この「血」や「水」を理解する必要があり、極端な言い方をすれば、文化の翻訳のような作業が必要となる。このように考えると、生薬学は、自然科学のみならず人文社会科学の様々な分野とも深く関わりのある総合科学ということになる。

5. 生薬学の研究領域

　表1-1に、実際に生薬学の領域内で行われている研究領域の主なものを挙げてみた。

　生薬は「もの」であるから、研究対象であるこの「もの」をどう見るかで、異なるアプローチが見えてくる。ここにあげた領域は、諸科学の進歩と相まって、展開されてきたものである。科学に新たな視点が生まれれば、それらの考え方や技法も導入され、用いられる可能性がある。生薬の「切り方」もまた変遷するのである。

　この中で、本草学的研究と言われるものは、今日では古典籍を調査・研究する書誌学的なものを指すことが多いが、本来の本草（学）は、薬物学であり、現代的な意味合いからも、生薬学の範疇に入るものである。実際、東西の本草書の記述を調べることにより、研究の端緒を見出すことができることがある。

表1-1　生薬学の主な研究領域

- 本草学的研究　　：歴史を知る
- 民族薬物学的研究：薬物の現地調査
- 分類地理学的研究：分布・生態を調べる
- 形態学的研究　　：基原を明らかにする
- 天然物化学的研究：特徴成分を調べる
- 薬理学的研究　　：効果を調べる
- 品質評価研究　　：良否を評価する
- 栽培・生産研究　：採取から栽培へ

第3章　本草関係

1．本草書

　薬の起源は人類の発祥にまで遡れるが、古い知識はいわゆる本草書あるいは薬物書といわれるものに残されている。ユーラシアの東側に位置する中国では、薬物の知識は後漢の頃の「神農本草経」に始まる一連の勅撰本草ほかにまとめあげられている。そこには、中国から東南アジア、一部はインド亜大陸や中央アジアまでの広範な地域の薬物知識が集約されている。一方、西側世界では、西暦1世紀にディオスコリデスの「薬物誌」が著された。この中の薬草は地中海東部地域のものが中心である。その薬草知識は、オリエントの地に、次いでアラビア世界へと引き継がれた。アラビア医学においては、地中海からインド亜大陸までの広範な地域の薬物が用いられ、やがてこの知識はヨーロッパへと伝播された。

　これら東西の本草書には、個々の薬物についての基原、薬効、産地、気味、別名などが記されている。また、時代が下るにつれて、それらには新たな薬物が追加され情報量も増加して、より充実したものとなっていった。

2．中国の本草

　わが国で伝統的に行われてきたのは漢方医学であるが、その源は中国の医学にある。中国では、後漢の頃に三大原典である「黄帝内経」、「傷寒雑病論」、「神農本草経」が著され、医学が体系化されたとされる。これらのうち、薬物の原典である「神農本草経」は、紀元前後の頃に編纂されたとされる。そこには365種の薬物が収載され、それらが上品120種、中品120種、下品125種に三分類された。その後、陶弘景は、「名医別録」の365種を加えて薬物を730種とし、さらに自身の注を加え「神農本草経集注」を著した。唐代の659年には、830種を収載した最初の勅撰本草である「新修本草」が編纂された。本草書は薬物辞典であるが、勅撰本草ともなれば、薬局方のような性格を帯びてくる。以降、「開宝本草」（974年）や「備急本草」（1097年）など、次々と勅撰本草が編纂され、薬物も増えて、宋代の「大観本草」（1108年）や「政和本草」（1116年）に至ると、収載薬物の数は1700種を超えるに至った。

3．本草書の記載

　特に、「新修本草」に始まる一連の勅撰本草では、先行する本草の文をそのままにして、新たに追補するという形式を採用した。したがって、後世に編纂された本草書を見れば、その薬物に関する歴代の本草書の追補記載の経緯を知ることができる。例えば、図1-1に示した「大観本草」に例を取ると、黒地に白抜きの文字は「神農本草」の記載、白地の大きな黒字は、「名医別録」からのものである。次に1行2列の黒地白抜きの「陶隠居云」以下が「神農本草経集注」の陶弘景による追補、「臣禹錫等謹按爾雅云」以下が「嘉祐本草」（1061年）の追補というようになっている。[1]

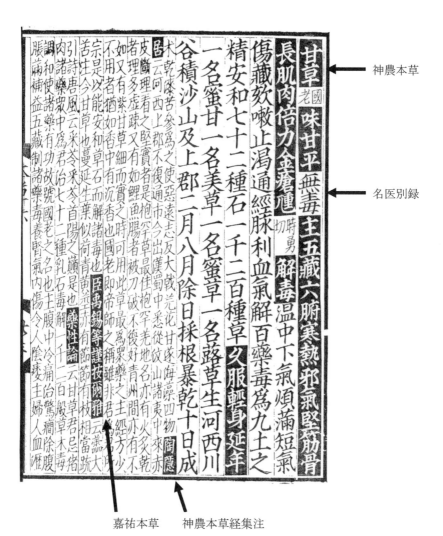

図1-1　本草書の記載例（大観本草、柯氏本、甘草）

神農本草

名医別録

嘉祐本草　　神農本草経集注

4. 本草書中の人参

　本草書が充実されていく過程の中、原植物の理解を助ける目的で編纂された「図経本草」（1061年）が著され、次いで「嘉祐本草」とこの「図経本草」とを併せた「備急本草」（1097年）が編纂された。この「図経本草」の図からも、興味ある事実が浮かび上がる。

　中国は広大であり、真正のものがいつも入手できるとは限らない。したがって、薬品によっては地方により異なる基原のものが用いられることも十分ありうることであった。例えば、真正の人参はウコギ科のオタネニンジン *Panax ginseng* C. A. Meyer の根である。しかし、大観本草には4種類の人参の図が載せられてある（図1-2）。この中で、真正の人参 *Panax* 属といえるものは「潞州人参」である。「滁州人参」はキキョウ科のツリガネニンジン *Adenophora triphylla* DC. の類で、一般には沙参と称されるものである。また「威勝軍人参」は単子葉植物であろうと思われる。

　人類の不老長生への願望は極めて強いものがあり、各地に強精、強壮の効果を有する薬物が知られているが、中国医学においても人参は特別な存在であった。人参が手に入らない場合などでは、代用品が用いられた。代用品は、前述したように分類学的にも近いものから遠縁のものもあるが、植物名に「……人参」とつけられることも多かったと考えられる。

　わが国でも、ツリガネニンジンやツルニンジン *Codonopsis lanceolata* Trautv. など、植物名に「ニンジン」をつけるものがある。筆者が2006年に調査したラオス北部では、キキョウ科のツルニンジンに近縁の植物の根が、形が *Panax* 属の人参と似ていて、効能もまた類似しているとされて、人参と同様な強壮薬として用いられていた。

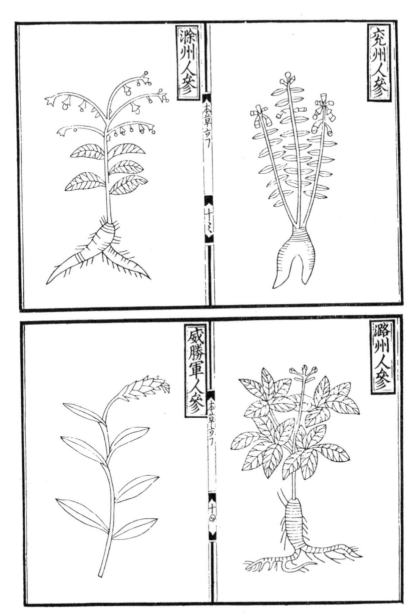

図1-2　人参図（大観本草）

5.「本草綱目」

　16世紀末の1590年、明の李時珍は、1892種類を数える薬物を収載する「本草綱目」を著した。彼は、それまでの勅撰本草の伝統であった、先行する本草の文には手を加えず追加だけをするという追補形式を採用せず、独自の新たな形式で編纂した。加えて、それまでの本草書の記載についても、自身の判断で取捨選択などもした。したがって、先行する本草書の正確な記載が失われることになり、「本草綱目」からは、過去の本草書の記述を遡ることが出来なくなった。しかしながら、歴代の追補形式では、同類の情報があちこちに散在して記載されるので、情報量が膨らむにつれ、薬物辞典として使いにくくなっていたというのもまた事実である。

6. 江戸期の本草書

　この「本草綱目」は出版後間もなくわが国へもたらされた。林羅山は1607年にこの書を徳川家康に献上したという。わが国の江戸期の本草学はこの「本草綱目」の研究から出発した。この流れは、鎖国と国産奨励策とも相まって、次第にわが国に産する薬草に対する関心を高めることになった。貝原益軒の「大和本草」（1708年）から、小野蘭山の「本草綱目啓蒙」（1802年）、岩崎灌園の「本草図譜」（1828年）、飯沼慾斎の「草木図説」（1856年）までの流れを見ると、次第に植物学へと傾斜していったことがわかる。また、いまひとつの流れは、医師により著された薬物書の類いで、香川修徳による「一本堂薬選」（1729年）、吉益東洞の「薬徴」（1771年）、内藤尚賢の「古方薬品考」（1842年）、浅田宗伯の「古方薬議」（1860年頃）などがあった。

　また、時代が下がるにつれて、蘭学も盛んとなり、本草学や医学にも大きな影響を与えるようになったが、本稿では省略する。

7．和産の当帰

　江戸時代は鎖国の時代で、輸入薬物が高価であったことから、栽培化が奨励され、国産の代用薬の開発も進んだ。中国産に劣らないものとして定着し、現在でも使われているものとしては、黄連、黄柏、厚朴、当帰、柴胡などがあげられる。

　当帰を例に取れば、元々の中国では唐当帰 *Angelica sinensis* Diels が原植物である。しかし、本種はわが国には産しない。わが国に自生するものはトウキ *A. acutiloba* Kitagawa やミヤマトウキ var. *iwatensis* Hikino などである。江戸時代には、これらについての比較研究がすすみ、日本産のものも中国当帰にかわって多く使われるようになった。

　日本薬局方は主な医薬品についての品質を規定する法規であるが、その第13改正（1996年4月1日）薬局方までは、当帰の原植物を「本品はトウキ *Angelica acutiloba* Kitagawa 又はその他近縁植物（Umbelliferae）の根である」としている。しかし、2年後の1998年1月1日に出された第13改正日本薬局方の追補において、「本品はトウキ *Angelica acutiloba* Kitagawa およびホッカイトウキ *Angelica acutiloba* Kitagawa var. *sugiyamae* Hikino の根である」と改められ、中国に産する唐当帰 *Angelica sinensis* Diels は外された。これは、日本の漢方医学で使われていた市場品当帰のほぼすべてが、日本産のトウキあるいはホッカイトウキであることに加え、成分的に見ても、日本産に含まれるフロクマリン類が中国産の唐当帰にはごく少量しか認められないことにもよる。

8．竹節人参

　竹節人参も、この期に広く使われるようになり、漢方医学の中で評価が定着した例といえるであろう。

　遠藤元理は江戸初期の人で、京都で薬舗を開業し、薬種に精通していたといわれる。彼の手になる「本草辨疑」（1681年）の巻5には、和薬

として「小人参」が挙げられ、次のように解説されている。[2]

　　小人参
　　薩摩人参ト云、元薩州ヨリ出タル故也。今ハ諸方ヨリ之ヲ出ス。葉
　　茎花實ノ形チ本人参ト同一ニシテ、三椏五葉也。根ノ形異ニシテ、
　　味甚ダ苦シ。橡ノ木ノアル下ニハ必ズ生ズト云フ。前ノ人参ノ條下
　　ヲ見合スベシ。
　　古ヘヨリ人参ノ代ニ之ヲ用フ。知ラズ主能アリヤ否ヤ

　いうまでもなく、これはチクセツニンジンのことである。本植物は、
正保3（1646）年に渡来した明の人、何欽吉が日向国で本植物を見つけ
たとされる。元理は人参の主な効用と同じかどうかについてはわからな
いとしているが、記述からすると、「本草辨疑」を著した17世紀の後半
においては、人参と竹節人参との薬物的な違いはいまだ確定されていな
かったということのようである。
　傷寒論に依ることにこだわった古方派の吉益東洞は、およそ100年後
の著書「薬徴」で竹節人参は「心下痞鞕に有効である」と記している。
現在のわが国の漢方医学では、人参と竹節人参は使い分けされることも
多い。人参湯、四君子湯、補中益気湯などの補剤には人参を使い、心下
の痞えが明確な小柴胡湯ほかの柴胡剤には竹節人参が配伍されるが、こ
の使い分けは江戸期に確立した。

9.「古方薬品考」の人参

　生薬は、形状などから、原植物や産地、調整法などについての情報も
得られることがある。
　図1-3は、内藤尚賢によって著された「古方薬品考」（1842年）の人参
各種の図である。[3] この図から、江戸末期にも様々な人参が市場にあっ
たことがわかる。また、朝鮮人参、直根人参、人形手、曲参、あるいは

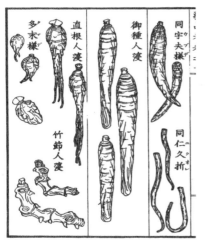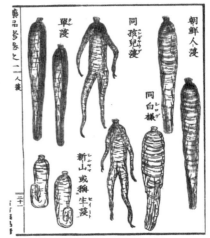

図1-3　人参各種（古方薬品考）

間引き人参、折れた根のニクオレなど、同様のものを現在の市場でも見ることができる。

このうち曲参は、乾燥させると折れやすい枝根を巻き込んで成形したもので、朝鮮半島における調製法である。

御種人参は、幕府が日光御薬園で栽培に成功し、そこから各藩に下付された種子を用いて栽培したもので、この名があると言われる。

直根人参、多末様（タマデ）：おそらくチクセツニンジンの根である。

竹節人参：チクセツニンジン（前出）の根茎部分である。

第4章　世界の薬草・生薬

1. 民族薬物

人がいるところには病があり、そこには必ず薬がある。世界は狭くなったといわれるが、熱帯アフリカ地域をはじめ、地球上にはまだまだ

調査が十分なされていないところがある。それらを掘り起こし、科学のテーブルにのせることは、生薬学者の重要な仕事の一つである。そのために、彼らは「ドラッグ・ハンター」として、辺鄙なところをいとわず、現地調査に入る。そして、そこで使われる薬物や関係する様々な情報を収集し、科学のテーブルにのせるのである。

　生薬学者は、現地調査の際に植物の押し葉標本を作成する。一見その作業は、植物分類学者の標本作成と同じに見えるが、その目的は、その植物が薬として使われている証拠品として、である。この証拠標本をもとに、原植物が特定されて、ようやく成分分析や薬理作用などの一連の研究が可能となる。本草書の人参の項で述べたように、「ニンジン」という名称だけでは、その原植物が *Panax ginseng* C. A. Meyer であるという保証はないからである。

2. トルコの民間薬調査

　小アジアの地トルコは、紀元前14世紀に栄えたヒッタイトにはじまり、ギリシャ・ローマ文明、ビザンツ帝国、オスマン帝国などが栄えた地でもある。先に述べたディオスコリデスはこの小アジアの生まれである。このような古い歴史を持つこの国には、豊富な民間薬の知識が伝承されてきているが、近年の西洋医学の普及により、辺鄙な農山村においても、この伝承知識は急速に失われつつある。

　我々は現地の研究者と共同し、1986年からあしかけ10年をかけて、村々に足を運び、民間薬の現地調査を行った。トルコの面積は日本のおよそ2倍、自生する高等植物はおよそ1万種であるが、集まった民間薬情報は2300件に上った。そして、68科359種あまりが薬用にされていることが明らかになった。[4]

3. トルコの「アルカンナ膏」

　興味深い民間薬の一つに、切り傷や火傷などに外用される「ハヴァ
ジュヴァ "havacıva"」と呼ばれるものがあった。「ハヴァジュヴァ」の
原植物は、アルカンナ *Alkanna*、アルネビア *Arnebia*、エキウム *Echium*、
オノスマ *Onosma* など、複数の属にまたがるムラサキ科の植物である
が、その根が赤いことが共通点である。根が赤いのは、アルカニン系の
ナフトキノン系色素が蓄積されていることによる。[5]

　トルコ東部のエルズルム Erzurum 県、ホラサン Horasan 地方、ベリ
ババ Veribaba 村のアイドゥン Sait Aydın 夫妻は、「ハヴァジュヴァ」＝
Onosma sericeum L. の根を用いて、次のようなやり方で自家製の軟膏を
作っていた。「ハヴァジュヴァの根、ミツロウ、バター、それにマツの
材をフライパンに入れ火をかけて、赤い軟膏を製する」。これは傷薬と
して、また火傷の薬として皮膚に塗布する。

　このムラサキ科の赤い根の用法は、古代ギリシャ・ローマにまで遡れ
る。ディオスコリデスの「薬物誌」第4巻には、ANCHOUSA の記述の
中に、「とげにおおわれている根は、指ぐらいの太さであるが、夏期に
はまるで血のような色をしていて、引き抜くと手が赤く染まる。(中略)
根には収斂性があり、火傷に効き、蠟や油に入れて煮たものは、古い潰
瘍によい」とあり、ANCHOUSA ERECTA でも根が赤いことが記されて
いる。また、LUKOPSIS では根の赤いこと、根を油と共に塗ると傷を
癒やすことが記されてある。[6] 同様な記載は、プリニウスの植物誌にも
あり、その第3巻には「アンクサの根も有用である。太さは指ぐらいで
ある。パピルスのように裂くと手が血のように染まる。(中略) 蜜蠟軟
膏に混ぜると潰瘍、とくに老人のそれに効き、火傷にも効く。水には溶
けず、油に溶ける」とある。そのほか、根が赤くなるものとして、オノ
キロン、リノクリアなども挙げられてある。[7]

　アイドゥン夫妻のこの外用軟膏の材料や製法は、わが国でよく使われ
る「紫雲膏」と比較すると、その用途や処方構成の点で非常に類似した

ところがある（表1-2）。

表1-2　アルカンナ膏と紫雲膏

	名称	主薬（赤色色素、抗菌・抗炎症作用）	抗菌剤	基剤・溶解剤	硬さ調節
トルコ	"アルカンナ膏"	"havacıva"（=*Echium, Alkanna, Arnebia,* etc.）	マツの材	バター	ミツロウ
日本	紫雲膏	紫根	当帰	ゴマ油	ミツロウ

　わが国や中国では、ムラサキ *Lithospermum erythrorhizon* Sieb. et Zucc. の根は紫根として紫色染料の原料として有名であるが、薬としても使われる。特に紫雲膏は、紫根、当帰、ゴマ油、ミツロウ（豚脂も加えられることがある）から作られる漢方医学の代表的な外用薬である。

　トルコと日本というユーラシアの西と東に遠く離れた土地の間で、同じムラサキ科植物の赤い根を用いてよく似た軟膏が製せられ使われてきたというのは、大変興味深い。人はよく似た発想をすることがあるといわれるが、赤は血を連想させる色であることから、出血などを伴う傷薬への適用が考えだされたということだろうか。

4．ウズベキスタン

　中央アジアには、ウズベク人やトルクメン人、キルギス人、ウイグル人など、トルコ語系の言語を話す人々が住んでいる。なかでもウズベキスタンは、イブン・シーナ Ibn Sina やアル・ビルーニ Al Biruni など、アラビア医学に多大の貢献をした学者の出生の地である。彼らの生誕の地には、博物館やモニュメントもあるが、この中世以来の医学の伝統は、およそ100年間のソ連邦に属していた時代には、イスラム教と同じく大きな逆風をうけて衰えた（現在、アラビア医学の伝統が最もよく残されているのは、パキスタンと中国の新疆ウイグル自治区であろう）。

　この地域の調査のために、ウズベキスタンに入ったのは、ソ連邦が崩壊して4年後の1995年であった。現地では、村人が自身のために民間薬を使用しているほか、タビーブ "Tabib" と称される民間医が、アラビア医学の薬物や民間薬など、古くからの伝統の薬物知識を引き継いでいた。

　彼らの中には、その知識で生計を立てている者もいるので、自分の処方を秘密にし、他人に教えることを拒む傾向があり、調査はなかなか進まなかった。このようなことは、伝統的な治療行為を職業としている人たちがいる地域では、しばしば見られることである。他人に自分の商売のネタを明かすことは、自分の実入りが少なくなることを意味しているからである。例えば、アフリカ大陸は広大で、民間薬などにも大きな可能性を秘めていると予想されるが、まとまった情報は殆どない。これも、同様な事情によるところもあると考えられる。[8]

5. 薬物の移動　―ドイツのトルコ系移民の事例―

　ドイツ国内にはおよそ200万人のトルコ系の人たちが住んでいる。首都ケルンは人口およそ100万人であるが、トルコ人は7万人である。ピエロニ Pieroni らによるヒアリング調査の結果から、彼らは、79種類の薬草を使っているが、そのうち約半数のものが母国トルコからのものであることが判った。[9] そのなかで特徴的なものが、シデリティス *Sideritis* sp. とハルマラ *Peganum harmala* L. である。シデリティスの花穂や地上部は、*S. congesta* P. H. Davis et Hub. Mor.、*S. libanotica* Labill. などが、トルコではダア・チャイ "dağ çai"（山の茶）と呼ばれて、広く飲まれるハーブ・ティ剤である（サルビア *Salvia officinalis* L. もダア・チャイの一種である）。咳止めや高血圧にも効くという。一方のハルマラは、ハルマル "harmal" で、邪視を予防したり処理したり、あるいは部屋などを清浄にするために、種子を燻べたりする。これらは、帰国した際に自ら採取したり、帰国した知り合いからもらったりするのだとい

う。

　人の移動は、多く文物の移動を伴っているが、それは生活習慣を含めた自身のもつ文化の移動でもある。ドイツ国内におけるトルコ系移民がシデリティスやハルマラを繁用し続けているという事実は、彼らの生活習慣の中でこの両植物が有している重みを示しているものとして興味深い。

第5章 ｜ 薬用植物の分布と生態

1. 分類地理

　地球上の高等植物はおよそ50万種といわれ、そのうち薬用とされるものは、3％とも10％とも言われている（先に述べたトルコの民間薬の場合、調査結果からはおよそ3.8％になる）。今日では、重要な薬用植物の一部は栽培化されているが、野生品の採取に頼っているものも少なくない。それらは、野生資源が比較的豊富なものや、栽培しにくいもの、採算が取れないものなどである。

　一方で、近年の人間の活動による環境破壊や乱獲によって、野生植物種も減少しつつあり、薬用資源もまた減少し続けている。貴重な植物種を活用し、今後に活かしていくためには、現地の薬用資源の分布や生態などを調査し、情報を収集するとともに、種の保全を図ることが重要である。

2. ニンジン *Panax* 属の分布

　第3章において、"人参"と称される一群について少し記したが、オタネニンジンが属する *Panax* 属の植物は、東アジアを中心に十数種が分布しているとされる。特に、中国では、雲南省を中心に三七、田三七、あるいは三七人参と称されるものがある。本種は *Panax notoginseng* F. H. Chen で補血、強壮薬とされる。わが国には、チクセツニンジン *P. japonicus* Nakai が野生している。そのほか、ベトナムにもチクセツニンジンに似たベトナム人参 *P. vietnamensis* Ha et Grushv. があり、ネパールやヒマラヤ地方にも *Panax* 属のものが分布し、人参と同様の目的で使われているという。

さらに、北米大陸のアパラチア山系には *Panax quinquefolium* L. が分布している。これは広東経由で中国市場に販売されたことから、広東人参と呼ばれた。また、洋参、花旗参とも呼ばれる。わが国ではアメリカ人参と呼ばれることが多い。アメリカ人参はオタネニンジンのように長期服用で血圧が上昇することがなく、実症の患者にも使える利点があるとされる。

3. カンゾウの分布

カンゾウは東洋でも西洋でも重要とされてきた薬草である。カンゾウ属 *Glycyrrhiza* sp. にはおよそ40種が知られるが、甘味成分グリチルリチンを含み薬用とされるものは数種である。また、多くがユーラシア大陸では乾燥地帯を中心に分布しているが、主要なものはスペインカンゾウ *Glycyrrhiza glabra* L. とウラルカンゾウ *Glycyrrhiza uralensis* Fischer の2種である。前者は地中海沿岸部から中央アジアにかけて、後者は中国東北部から中央アジアにかけて分布する。また、両種の分布域は中央アジアで重なっており、そこでは両種の様々な中間の形質を持った個体や群落がかなりの頻度で見受けられる。[10] 実際に、この両種の間での交雑は可能であり、このことは両種の間には生殖隔離が成立してないことを示している。中央アジアには、スペインカンゾウとウラルカンゾウの中間の形質をもつコルシンスキーカンゾウ *G. korshinskyi* Grig. が知られている。スペインカンゾウとウラルカンゾウの遺伝的関係を考えれば、コルシンスキーカンゾウが、真の独立種といえるのかどうかは疑問である。スペインカンゾウもウラルカンゾウも地下茎で増えるから、いったん交

雑して出来た個体はそのままでも増殖し、一見して均一の群落を形成することが可能であり、固定した形質をもった集団であるかのように見間違える可能性があるからである。

4．オウレンの分布と生態[11]

中国医学における黄連の基原植物は *Coptis chinensis* Franch. などであるが、これらはいずれも長江流域の照葉樹林帯に分布があるものである。同じ照葉樹林帯に属するわが国では、別種のオウレン *Coptis japonica* Makino が自生し、それが使われてきた。オウレンには3変種がある。セリバオウレン var. *japonica* は本州と四国の山地に広く分布する。キクバオウレン var. *dissecta* はセリバオウレンに比べ、葉の切れ込みが少なく、積雪が多い日本海側に分布する。コセリバオウレン var. *minor* はセリバオウレンより葉の切れ込みが多く、紀伊山地から中部山地の比較的高地の一部に分布する。

オウレンは栽培もされる。わが国の生薬黄連の産地は、加賀、越前、丹波、因州などが知られているが、これらの地は、野生のオウレンの分布域でもある。オウレンの薬用部分は根茎で、成長して収穫できるようになるまで長年かかるが、変動する市場相場に影響されて、畑地での栽培が中心である丹波黄連などは近年になってその生産が途絶えた。

第6章	生薬の形状

1．生薬の鑑別評価

植物の形態は、長年の進化の過程で形成されてきたものであり、それぞれの植物の器官の形状や組織の特徴も個々の進化の歴史を反映している。それで、顕微鏡などを活用した形態学的な生薬鑑別は、真偽の判定に有効な方法となるのである。この方法は、一義的に品質の良否鑑別に

結びつくものではないが、形態と品質の間には相関性が認められるもの
もあり、古くからの経験知識は、簡単に葬り去ることができないところ
がある。

　というのは、生薬の使用は人の歴史と共に生まれ、進化してきたもの
である。人は自らの身体を実験台にし、五感を総動員して、多様な天然
物の中から薬となるものを選び出してきた。詳しくは、外形、大きさ、
色、切面・破折面などの視覚的な形態的な特徴に加えて、におい、味、
触感など、生薬それぞれに備わった特徴をもとに、どのようなものが正
品か否か、あるいはまた良品かどうかを評価してきたのである。これら
の評価はすべて、科学の発達以前に確立されたものであるが、この人間
の五感をセンサーとする評価鑑別法は、一種のバイオセンサーによる総
合評価とも言えるものであり、荒唐無稽なものではない。

　現代では、機器分析の発達により、ごく微量の分析が可能である。こ
の手法は、一定の限られた範囲の成分分析に適用するときに特に強みを
発揮するが、多種多様な成分を含むエキスなどを総合評価することには
限界もある。例えば、味覚一つとっても、甘味、酸味、辛味、苦味、渋
味などがあり、「うま味」と表現される味覚もある。ワインや香料のソ
ムリエや調香師などでも、その経験的な専門知識が重視され、現代にお
いても、評価に活かされている。専門家は、これらの複雑な要素を総合
的に瞬時に評価できる人たちといえるであろう。そこでは、機器分析に
よる評価は、人による評価を補完する技にすぎない。

2．ダイオウ

　生薬のダイオウ（大黄）には産地、形状、調整法の違いなどから多く
の名称がつけられている。その例として、「錦紋大黄」が挙げられる。
「錦紋大黄」は生薬の横断面につむじ状の文様（錦紋）が見られること
で知られる名称で、良質で重質の大黄に共通に見られることから、これ
が一つの鑑別基準とされてきた。この「錦紋」は、抽苔すると2ｍ以

上にもなるような大型種にしか見られないもので、大黄の地下部が肥大生長する際に、木部内に二次的に形成層が形成されて、そこの放射組織が地下部の組織中で湾曲して発達する。それが切断面でつむじ状に見えるのである。この「錦紋」は、*Palmata* 節に属する *Rheum palmatum* L. や *R. tanguticum* Maxim. et Regel に見られる。実際のところ、瀉下作用成分であるセンノシド類は、*Palmata* 節のもので特に多いという関係にある。

3. サイコ[12)]

　サイコ（柴胡）を生薬に調製する際には、掘りあげた根は注意深く洗わねばならないとされてきた。この従来から言われてきた調整法が正しいことを裏付ける実験結果が、簡易で確かな方法で得られている。要点は以下のとおりである。

　柴胡には抗炎症作用を有する特徴的なサイコサポニンが含まれている。このサポニンは薬用部分の根の皮層部に多く含まれている。また、サポニンはその名のとおり、持続性の泡を生じやすい。この性質を利用して、大まかな組織内分布がわかる。まず、サイコの根をかつら剥きし、外側から①コルク層と一次皮部、②二次皮部、③木部とに分ける。これらのそれぞれに水を加えて強く振盪すれば、①のコルク層と一次皮部の部分に、最も持続性のある起泡が生じ、そこにサポニンが多く含まれていることが分かる。

　生薬の柴胡は、硬く折れやすいものより、しなやかで折れにくいものがよいとされてきた。一般に、ミシマサイコは畑で栽培すると、2年目以降、茎が伸長して多くが抽苔する。そのとき、植物体を支える機械組織が発達し、地上部も地下部も硬くなる。一方、野生品は、他の植物との競合もあって大きく成長できず、同じ年月では抽苔するものは多くない。したがって、根の木部の機械組織はあまり発達せず、皮部組織の比率が高くなる。その結果、しなやかで、皮部組織に多く含まれるサポニ

ンの割合も高くなるというわけである。

4．人参サポニンの組織内分布[13]、[14]

　生薬は全草が使われることもあるが、根、葉、茎、果実など、植物体の一部であることが多い。それは薬効成分が植物体中で偏在していることによる。

　人参の場合は根が使われるが、特徴的なサポニンはギンセノシド ginsenoside 類で、この成分の一部も地下部において偏在する傾向にある。すなわち、根の部位を主根、側根、細根に分けて調べると、ギンセノシド ginsenoside Rg 類はどの部分も含量には差異が認められない。しかし、ギンセノシド ginsenoside Rbc 類は側根に最も多く含まれ、不定根がその次、主根は最も少ないという傾向にあった。

　また先のサイコと同様に、ニンジンの根をかつら剝きして、一次皮部、皮層部、木部に分けて成分量を見ると、ギンセノシド Rg 類、Rbc 類ともに皮層部に最も多く、一次皮部にも少し含まれているが、木部にはまったく認められなかった。

　昔から、ニンジンの調製も、ミシマサイコと同様、人参根の表面の水洗いには特に注意が払われてきたが、この実験結果を見ても、従来からの調製法はサポニンの流出をさける効果があるということが出来る。

　ただ、木部からサポニン類が検出されないからといって、その部分が不要かどうかは別な話である。サポニン類は含まれていなくても、糖類やアミノ酸類、その他未解析の活性成分が含まれている可能性を否定できないからである。

第7章 | 生薬の成分

1. 天然物化学

　生薬や薬用植物にはそれぞれに固有な活性成分が含まれている。それらを明らかにすることは、その生薬や薬用植物が薬用に供されることの物質的な証しを得ることになる。また、それまで知られていなかった新規な化合物を見出すことは、新たな薬物開発につながるかもしれないという期待もある。このような天然物の成分研究は、かつては化学的手法を駆使して行うしかなかったが、近年の機器分析法の進歩によって、構造決定の過程が格段にスピードアップした。

2. リュウキュウアイ [15]、[16]、[17]

　筆者が経験した民間薬の例を挙げよう。あるとき、沖縄から藍染に使われるリュウキュウアイ *Strobilanthes cusia* O. Kuntze（キツネノマゴ科）が所属していた研究室に持ち込まれた。聞けば、「沖縄では、リュウキュウアイは昔から民間薬として水虫に効くといわれている。自分が実際に水虫になったので、この葉を揉んでその汁を足に付けたところ、一度で治ってしまった。きっとすばらしい活性成分が入っているに違いないから、調べて欲しい」ということであった。白癬菌の一種 *Trichophyton mentagrophytes* を用いて予備試験をしたところ、確かに菌の生長を抑制する活性があることが認められた。そこで、活性成分の分析を進め、トリプタンスリン tryptanthrin（図1-4、左）という化合物が活性本体であることが明らかになった。

　トリプタンスリンの構造は染料に使われるインジゴ indigo（図1-4、右）に類似しており、本化合物はインジゴの元である配糖体インジカン indican が植物体内で生成される過程に関連した化合物であると考えられる。とすれば、藍染に使われる他の植物にも、この化合物が含まれ

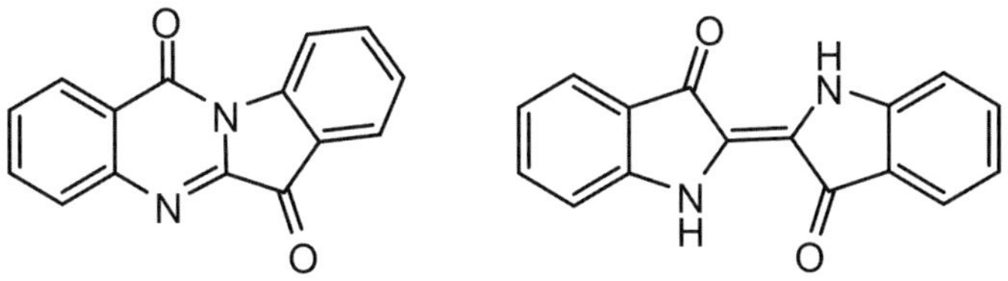

tryptanthrin　　　　　　　　indigo

図1-4　トリプタンスリンとインジゴ

ている可能性が高い。そこで、わが国で用いられるタデ科のアイ（＝タ
デアイ）*Polygonum tinctorium* Ait. について調べてみたところ、予想どお
り、トリプタンスリンを単離することができた。加えてまた、徳島では
このタデアイを民間で水虫治療に用いていることもわかった。次いで、
ヨーロッパの藍染原料であるホソバタイセイ *Isatis tinctoria* L.（アブラ
ナ科）も調べたが、こちらからもトリプタンスリンが得られた。これら
のことから、トリプタンスリンは、他の藍染原料、例えば熱帯地域のキ
アイ *Indigofera tinctoria* L. ほかの含藍植物にも、広く含まれているもの
と考えられる。

　一方、リュウキュウアイに近縁のものに、イセハナビ *Strobilanthes*
japonica Miq. がある。この植物は、九州などわが国のやや暖かい地方に
分布するが、藍染には使われない。そこで、イセハナビを鹿児島で採集
し調べてみた。その結果、本種は白癬菌に対して活性を示さず、インジ
ゴもトリプタンスリンも含まれていないことがわかった。この結果は、
トリプタンスリンの生成がインジカンの生合成と深く関係していること
を側面から支持する結果である。

3. 蛇床子

　先に本草学的研究について述べたが、本草書を調べるのは、歴史や来
歴、変遷を知るためだけにとどまらない。そこには、本草書がもつ本来

の目的である、薬物に関する効能、効果についての記載がある。これらは、間違いなく、現代にも役立ちうる先人の経験知識の宝庫と見るべきであろう。

蛇床子は、中国に産するセリ科のオカゼリ *Cnidium monnieri* (L.) Cusson の果実で、消炎、収斂、強精剤で、陰萎、陰中痒痛などに用いられる。「大観本草」の蛇床子の記載を見ると、さまざまな用途効能に交じって、湿瘍、悪瘡（以上「神農本草経」）、湿痺（「爾雅」）、湿癬（「日華子本草」）などの病状の記載がある。湿瘍は湿邪による痒い皮膚病、悪瘡は頑固な皮膚病、湿痺は湿邪の滞り、湿癬は湿邪による皮膚病という意であり、これらはじめじめした感じの皮膚病を表す語と解される。これらのことから、蛇床子は前項のリュウキュウアイと同様、水虫や田虫に対して、効果があるのではないかと考えられた。そこで、水虫や田虫の病原菌である白癬菌に対する活性を調べたところ、抽出エキスには強い活性があることが明らかとなった。そこで、活性を指標にエキスの分画を進め、活性成分として、クマリン誘導体のオストール osthol とインペラトリン imperatorin を単離決定した。[18]

中国産蛇床子の原植物オカゼリはわが国には自生しない。江戸時代には、代用薬の開発が盛んに行われたが、属の異なるヤブジラミ *Torilis japonica* DC. が和産の蛇床子とされたことがあった。筆者はヤブジラミについて、白癬菌に対する抑制活性を調べてみたが、活性は認められなかった。この点からも、ヤブジラミはオカゼリの代用品として用いることはできないと考えられる。

4．植物の成分

我々は毎日食物を摂取するが、それは生命維持のための物質補給である。それらは、動物および植物、多くの生命体に共通の成分で、一次代謝産物といわれる。炭水化物、脂肪、タンパク質のほか、それらの構成成分であるブドウ糖やショ糖、果糖などの寡糖類、脂肪酸、アミノ酸類

である。植物ではそのほかに、セルロース、グルカンなどの多糖類、リグニン、ポリフェノールなども共通に含まれる。食事は、これらを多く身体に取り入れることであり、昔から「食事というのは他の命を頂くのだ」と言われる。まさしくそのとおりである。

また、かつては、人間が消化できないセルロースなどは、摂取するだけ無駄なものと考えられていた。しかし、現在では、消化管に蠕動を促し、有害成分などを吸着・排出するなどの効果も言われている。有史以来、ヒトが口に入れてきたもので、無駄なものはない、というのが本当なのだろうと思う。

食物が生命を維持するための基本的な物質補給とすれば、一方、薬は身体の一部あるいは全体のバランスが崩れた状態、一般的には病気になった時に、それを正常な状態に戻すために取り入れるものである。したがって、バランスの崩れ方が違えば、取り入れなければならないものも、当然違ってくるが、その効果があるのが、比較的低分子である特殊な二次代謝産物である。

それらは、化学構造や化学的性質によって、テルペノイド、フェニルプロパノイド、アルカロイドなどと総称される。また、これらは、大方の植物に含有されるもの（フラボノイド、有機酸ほか）もあるが、特定の植物群にのみ含まれるものも少なくない。

5. 当帰の成分

例として、当帰を見てみよう。生薬当帰を特徴づける主な二次代謝成分として、およそ次のようなものが挙げられる。

リグスチリド ligustilide などの特徴的なフタリド類、パラ－シメン p-cymene、カルバクロール carvacrol ほかの精油成分、ファルカリノール falcarinol などのポリアセチレン類、ベルガプテン bergapten ほかのクマリン類、これらが当帰を特徴づける二次代謝成分である。そのほか、脂肪酸、スクロースほかの寡糖やアラビノガラクタン arabinogalactan な

どの多糖なども知られている。

　特に、当帰の水性エキスを作ると、多量のスクロースがとれてくる。この量はときに20〜30％もあり、無視できないほど多量にあるといえよう。かつては、人々は多く栄養状態が悪かった。そして、ショ糖（＝スクロース）は滋養剤として、薬としての扱いをされていた。当帰は体力のあまりない虚証の婦人病薬として、冷え性用薬、滋養強壮薬としての効能が期待されており、これらの症状改善に、多量に含まれるショ糖が何がしかの寄与をしている可能性を否定できないように思われる。

6．生薬の成分構成

　このように、天然物由来である生薬には元の植物（あるいは動物）が持っていた様々な成分が含まれている。繰り返しになるが、タンパク質、脂肪、炭水化物や、それらの構成成分であるアミノ酸、脂肪酸、糖などは、どの生物にも共通して必要な一次代謝産物である。一方、二次代謝産物である各種のフェノール化合物、アルカロイド、テルペノイド

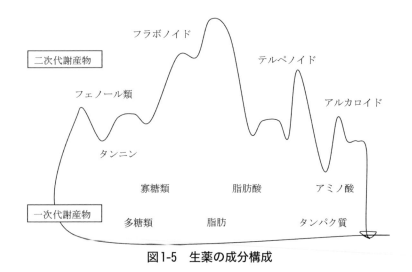

図1-5　生薬の成分構成

などは、それぞれの構成比も量も種（species）によって異なっている。これは、いわば山の形が二つと同じものがないのと同じである。それで、そこから調製される生薬の成分構成もそれぞれ異なっている。漢方処方などは、その成分の構成比の違いをうまく利用し、組み合わせて独特な作用ベクトルを作りだし、様々な病気治療に適用してきたということであろう（図1-5）。

第8章　生薬の作用

1. 生薬の効能・効果

　生薬学研究の目的の一つは、科学が発達する以前から人々によって認知されてきた、経験薬である生薬のもつ作用を、科学的に裏付けすることである。それは、様々な効用を伝承仮説とみなして、実験検証する作業でもある。その作業には、先ず伝承薬効の現代医学的な理解が必要であり、そのためには、古文の解読や、民族が持つ独特の世界観や疾病観にまで踏み込まなければならないこともある。有効な試験法の選択は、それらの正しい理解から生まれてくるものと考えられる。

　また、漢方処方では、生薬が組み合わされて、多様な作用ベクトルが生まれてくるとも言われている。薬物間の協力・拮抗作用として言われてきた、相使、相畏、相殺、あるいは方向転換など、それらの科学的な裏付けをどのようにとるのかなど、興味あるテーマである。

2. 人参の薬効

　伝統医学で使われる薬物の薬効は、従来その医学のもつ病理観に基づく言葉で表現されてきた。その病理観はまた、その医学が育まれた土地の民族文化を基盤としている。中国医学で使われてきた薬物でいえば、陰陽五行説に裏打ちされた病理観に基づく薬効表現である。

例えば人参は、「神農本草経」では「五臓を補し、精神を安んじ、魂魄を定め、驚悸を止め、邪気を除き、目を明にし、心を開き、智を益す。久しく服すれば身体を軽快にし、天年を延べる」と表現される。よく言われるように、ここで述べられる「五臓」の各臓器は、解剖学的な臓器とイコールでは結べない。この他、「魂魄」なども難解である。巷の漢方医学書などでは、人参の効能効果は、強壮、強精、補血、健胃などと意訳表現されている。実験的あるいは臨床的には、人参には抗疲労作用、抗酸化作用、血液循環改善作用、免疫賦活作用、抗ストレス作用、抗炎症作用などがあると報告されている。

　このように、人参一つとっても、その効能効果は、「神農本草経」などの古典、現代中医学、わが国の漢方医学、実験科学によるものなど、それぞれに違った表現がなされており、互いの認識には大きな隔たりがある（図1-6）。

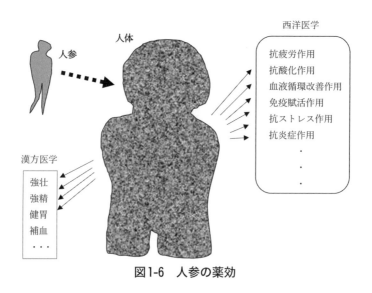

図1-6　人参の薬効

３．当帰の薬理作用と活性成分

　当帰は、漢方医学において「駆瘀血薬」に分類される。「神農本草経」では「欬逆上気、温虐寒熱の洗洗として皮膚中にあるもの、婦人の漏下、不妊、諸悪瘡瘍を主る。……」と記され、当帰芍薬散や芎帰膠艾湯などに処方される。前章で当帰の成分を紹介したが、それらの薬理作用についても様々に報告されている。[19] そのほか、多糖類などの高分子化合物にも、免疫賦活作用などが報告されている。これらは煎剤とした時、溶出されにくいから、臨床上の効果を疑問視したくなるかもしれないが、当帰は当帰芍薬散のように散剤でも用いられるから、それらも作用成分から除くわけにはいかない。

４．紫蘇葉の薬理作用と活性成分

　もう１例、紫蘇葉の例を挙げる。
　紫蘇葉は漢方では「気剤」とされ、「名医別録」では、「気を下し寒中を除く。その子が尤も良し」とある。鎮静効果が期待され、半夏厚朴湯、香蘇散ほかに配合されている。薬理活性としては、中枢抑制作用が明らかになっている。また魚介類の中毒によいとされ、腸管輸送能促進作用があり、刺身に添えられることの意味は、抗菌、殺線虫作用によって説明されうる。そのほか、紫蘇葉が含まれる柴朴湯は慢性腎炎に効果があり、抗炎症作用も報告されている。これらについては、表1-3に挙げたように活性成分も明らかになっている。[20]、[21]
　このように、生薬の活性成分は複数存在することも多く、それらが薬物としての個々の生薬の特徴付けをしている。

表1-3　紫蘇葉の薬理作用と活性成分

薬理作用	活性成分
中枢抑制作用	perillaldehyde ＋ stigmasterol
腸管輸送能促進作用	perilla ketone、dillapiole ほか
抗菌作用、殺線虫作用	精油
抗炎症・抗アレルギー作用	rosmarinic acid、多糖類ほか
TNF-α産生抑制作用	rosmarinic acid ほか
5–リポキシゲナーゼ阻害作用	rosmarinic acid
抗酸化作用	rosmarinic acid ほか
腎メサンギウム細胞増殖抑制作用	フラボノイド、rosmarinic acid、caffeic acid
免疫賦活作用	糖タンパク質（MW 50万〜100万）
HIV ウイルス逆転写酵素活性阻害	糖タンパク質（MW 13,500）

5．生薬成分と作用性の関係

　前の当帰や紫蘇葉の例で示したように、それぞれの生薬においても、多様な薬理作用が期待され、それには多く複数の二次代謝成分が関与している。ここでは、その作用性の特徴についての代表的なものを挙げてみた（表1-4）。

　まず、芍薬には鎮痛・鎮痙作用があるが、その活性成分としてはペオニフロリン paeoniflorin とアルビフロリン albiflorin がある。この両化合物は、構造が類似したモノテルペン配糖体で、同方向性の活性を示す化合物である。芍薬の場合、この両化合物の共存によって、作用が増強される。

　一方、人参にはギンセノシドという一群のサポニンが含まれている。このサポニンの中で、ギンセノシド ginsenoside Rb 群は中枢神経系に対して抑制的に作用し、一方の Rg 群は興奮的に作用することが知られている。このように人参の場合は、構造的に類似した化合物であっても、作用性は反対方向である。

　次に当帰の例である。先にも紹介したように、当帰の鎮痛・抗炎症

作用には、ファルカリノール falcarinol などのポリアセチレン化合物、ウンベリフェロン umbelliferone（クマリン）、バニリン酸 vanilic acid（フェノール）、コリン choline（アミン）が関係する。これらは構造的にもまったく異なる化合物である。

　また紫蘇葉の場合、鎮静作用は精油成分のペリルアルデヒド perillaldehyde に植物ステロールの膜成分であるスチグマステロール stigmasterol が共存することにより、作用が増強される。このスチグマステロールの事例は、生薬に含まれているが、必ずしもそれ自体が活性を示すものではないという常成分も、無視できない存在であることを示している。

　このように、生薬の薬理効果は、含まれる成分のさまざまな相関関係によって発現する場合もある。

表1-4　生薬成分と作用性

生薬	作用型	薬理作用	活性成分
芍薬	同方向	鎮痛・鎮痙作用	paeoniflorin, albiflorin
人参	反対方向	中枢神経系に対する作用	ginsenoside Rb1（抑制的） ginsenoside Rg1（興奮的）
当帰	多活性成分	鎮痛・抗炎症作用	falcarinol, falcarinolone falcarindiol, umbelliferone, vanilic acid, choline
紫蘇	相乗効果	鎮静作用	perillaldehyde （＋ stigmasterol で効果増強）

6．配糖体と腸内細菌

　また、生薬に含まれている成分は、必ずしもそれがそのままで活性を示すとは限らない。

　特に配糖体と呼ばれる一群は、消化管内を通過する間に、腸内細菌などによって加水分解されて、糖と非糖部分のアグリコンとになる。この

アグリコンは、元の配糖体よりも活性が強いことが多く知られている。分解されて活性本体となるということからすれば、配糖体は天然のプロドラッグ pro-drug ということになる。

　代表的な例を挙げると、大黄やセンナに含まれる特徴的なビアンスラキノン類であるセンノシド sennoside A などは、腸内細菌によって分解され、瀉下作用の強いレインアンスロン rhein anthrone となる。アロエのバルバロイン barbaloin も同様に分解されてアロエエモジンアンスロン aloe-emodin anthrone となる。甘草はそのサポニンであるグリチルリチン glycyrrhizin がグリチルレチン酸 glycyrrhetinic acid となる。サイコのサイコサポニン saikosaponins はサイコゲニン saikogenins に、人参のギンセノシド類はプロトパナキシジオール protopanaxydiol などになる。また、黄芩のバイカリン baicalin はバイカレイン baicalein に、芍薬のペオニフロリン paeoniflorin はペオニメタボリン paeonimetabolins 類に、山梔子のゲニポシド geniposide はゲニピン genipine になる。[22]

　では、なぜ植物は配糖体を作るのか、二次代謝産物にわざわざ糖を付け蓄えるのか。一説は、糖というエネルギー源の備蓄法の一つというもの、もう一説は植物の解毒の機構というものである。前説は、配糖体の含量に季節的変動が認められることがあり、糖を付けたりはずしたりする機構が働いていると考えられることによる。後説は、アグリコン（非糖体）が動物細胞に何らかの有害作用を持っているということであれば、そのままでは植物の細胞にも何らかの作用を有する可能性も高い。アグリコンに糖が付くと極性が増し、水に溶けやすくなり、液胞内に隔離して貯めることができる。その結果、細胞質はダメージを受けずに済むというのである。

7. センノシドの瀉下作用[23]、[24]

　前項で、大黄のセンノシドは腸内細菌によって加水分解されて、瀉下活性を有するレインアンスロンになると述べた。

　いわれている瀉下活性発現のメカニズムは、およそ次のとおりである。大黄を服用すると、その主活性成分であるセンノシドは大腸の細菌によって加水分解を受け、レインアンスロンになる。このレインアンスロンは腸管壁を刺激して、水分吸収を妨げ、便が膨潤軟化して、便秘が解消するというわけである。ただ、このレインアンスロンは還元力が強く、殺菌作用がある。したがって、腸内のアンスロンはセンノシドを加水分解する細菌も攻撃して、その増殖を抑制してしまう。便秘薬を服用し続けるとだんだん効かなくなるというのは、このような作用機構によるとされる。

8．生薬成分の３種の体内動態

　薬が効果を発揮するためには、体内（血中）における閾値を超えた濃度の一定時間の維持が必要である。通常の薬物は服用すると体内に入り、数時間のうちに極大値に達し、徐々に腎臓経由で排泄される。一

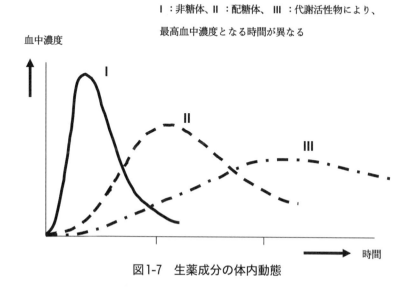

Ⅰ：非糖体、Ⅱ：配糖体、Ⅲ：代謝活性物により、
最高血中濃度となる時間が異なる

血中濃度

時間

図1-7　生薬成分の体内動態

方、配糖体は消化管内でまず加水分解を受けて活性型の化合物となるため、体内での極大値が遅くなり、遷移曲線もなだらかになる。また、体内に吸収された後、肝臓などで代謝されてようやく活性化合物となる場合もある。この場合には、極大値がさらに遅くなり、遷移曲線の山はさらになだらかになる。

このように、成分によって体内の濃度のピークは違っている（図1-7）。

9．大黄の瀉下作用発現

実際に大黄を服用した場合はどうなのであろうか？　実は、生薬大黄の中には、これまで述べてきたセンノシドとレインアンスロンの両方が含まれている。大黄を調製する前の生きたダイオウ植物の中に含まれているのは、専らセンノシドである。しかし、掘り起こして地下部を切断したり、陰干ししたりする間に、ダイオウ自身が有する加水分解酵素によって、センノシドの一部はレインアンスロンにまで分解される。この経験的な調製法によって、結果的にセンノシドとレインアンスロンとの微妙な成分バランスをもつ生薬が出来上がり、長時間作用する生薬となるというわけである。したがって、生薬を調製するのに、作業効率を考えて、迅速簡便に行える熱風乾燥などを採用すれば、センノシドの加水分解が起こりにくく、従来から使っていたものとは違った成分バランスの生薬大黄が出来上がることになる。当然のことながら、このものは効果発現の様相も違ってくる可能性がある。

実際には、大黄の瀉下活性の発現はもっと複雑であると考えられる。生薬の大黄には、前述したセンノシドやレインアンスロン以外に、遊離のアントラキノン誘導体として、クリソファノール chrysophanol、エモジン emodin、アロエエモジン aloe-emodin、フィション physion、レイン rhein があり、それらの配糖体の8－モノグルコシドや2量体となったセンニジン sennidin などの結合型も含まれている。遊離アントラキノンの

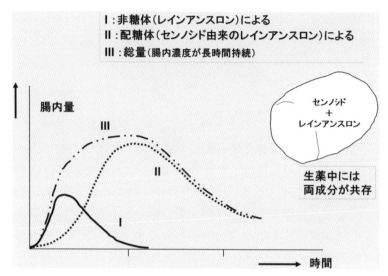

Ⅰ：非糖体（レインアンスロン）による
Ⅱ：配糖体（センノシド由来のレインアンスロン）による
Ⅲ：総量（腸内濃度が長時間持続）

図1-8　大黄の瀉下作用発現

うち、クリソファノールとフィションには瀉下活性は殆どないが、エモ
ジン、アロエエモジン、レインには多少の瀉下作用が知られている。こ
の５種の中ではレインが最も強い。エモジンの配糖体とアロエエモジン
の配糖体はアロエエモジンよりも活性は強い。結合型のセンニジンもか
なり活性がある。これらの中で、センノシドがとりわけ活性が強いこと
は間違いないが、生薬大黄としてのトータルな瀉下活性ということにな
れば、異なる割合で含まれるこれら一連の化合物の存在も無視できない
（図1-8）。

　ついでながら、センノシドはもともとインドやアラビアの地で緩下剤
として使われていたセンナの *Cassia acutifolia* Del. や *C. angustifolia* Vahl.
の葉の活性成分である。センナはマメ科で、大黄はタデ科の植物であ
り、全く異なる植物群に属しているが、同様の目的で使われ、瀉下活性
の主体が同じであることが解ったのである。さらに付け加えれば、アフ
リカ東部のアロエ *Aloe* sp. も通じ薬としてよく使われるが、これはユリ

51

科の植物である。このアロエの特徴成分のバルバロイン barbaloin も体内で加水分解されて、レインアンスロンとよく似た構造の活性を持つアロエエモジンアンスロンとなる。

10. シロヤナギからアスピリン

　伝統知識から開発された薬品として最も良い例は、アスピリンであろう。アスピリンの起原は、もともとヨーロッパなどで、シロヤナギ *Salix alba* L. が熱さましや痛み止めに用いられていたということから出発している。その解熱鎮痛作用をもつ成分として、サリシン salicin という配糖体が明らかとなり、非糖部分のサリチルアルコール salicyl alcohol を酸化させたサリチル酸 salicylic acid を経て、アセチルサリチル酸（＝アスピリン）となった。

10-1　伝統的なシロヤナギの使用

　このシロヤナギの薬用については、ギリシャのディオスコリデスの薬物誌[6] に記されている。

「ヤナギは、よく知られている木である。果実、葉、樹皮および絞り汁には、収斂作用がある。葉を細かく砕いて、少量のコショウおよびブドウ酒とともに服用させると、疝痛で苦しんでいる患者に効く。それだけを水で飲めば避妊効果がある。果実を服用すると嘔吐に効くが、樹皮にも同様の効能がある。焼いて酢に浸したものを塗布すると、たこやうおのめに効く。葉や樹皮の搾汁をバラ香油と一緒にザクロの木の皮で作ったコップに入れて温めたものは、耳の痛みに効き、煎じたもので温湿布すると通風によく効く。これはまたフケをきれいに取るのに役立つ。花期に樹皮を切って樹の中で凝結している汁液を採る。これには瞳を暗化させるようなものを除いてきれいにする作用がある」（第 1 巻、136、ITEA の項）

　筆者らの調査でも、ディオスコリデスの生誕の地小アジアでは、現在

も鎮痛薬や解熱薬の民間薬として使われていることが明らかとなった。アマスヤ Amasya 県やギュムシャーネ Gümüshane 県では、日射病のときには裸になってヤナギの葉で覆い、毛布をかけて呼吸を整えるという。また、デニズリ Denizuri 県では、日射病や頭痛の際には、湿らせたヤナギの葉を額に置いて布で覆うと良いとされる。

10-2　超薬アスピリン[25)]

　アスピリン aspirin は、年間45,000トンもの生産量がある世界最大の消費量の薬物である。アスピリンが販売されたのは1899年で、長らく鎮痛、解熱、消炎薬として使用されてきたが、1970年代になって、その適用範囲は心筋梗塞、狭心症、脳卒中などにひろがった。それは、アスピリンの作用機序が明らかにされたことにもよる。

　現在では、その作用機序から、大腸ガンやアルツハイマー、骨粗鬆症、糖尿病ほかへの適用が考えられるに至っている。

11. 薬物の作用

　現代科学での理想の薬物というのは、期待する薬効のみを有し、望ましくない他の作用、特に有害な作用をもたないもの、ということであろう。しかし、現実には副作用のない薬物は存在しないといっても過言ではない。薬が薬理作用を有するということは、例えば、ターゲットとなるリセプターや酵素など、身体の中で薬が親和性をもつ特定の場所があるということである。しかし、身体中には目的としたリセプターと類似のものがいくつもあるので、目的としたところ以外にも作用したりする。その結果、不都合な副作用や予期しない作用などが発現してくるのである。

　言い換えれば、薬の開発というのは、生体がもっている多数の類似した構造の微妙な違いを利用して、特異な結合をする化合物だけを選り出す作業でもある。もともと、ヒトという生物が、進化の過程で元ある

遺伝子が次々に変化し、機能分化もして、複雑化した生物である以上、我々の体内には、程度の違いはあれ、類似した構造や機能をもつ分子や部位がいくつもあるはずである。副作用のない薬物の開発は、細い針の穴を通すような、至難の業なのである。

12. 一つの薬物としての再認識

　アスピリンの例からもわかるように、単一化合物ですら、複数の薬理作用を有している。まして、多種多様な成分を含んでいる生薬が、多種多様な活性を持っているのはしごく当然のことである。それに加えて、成分間での相加作用や相乗作用があり、反対方向の活性を示す成分の共存もあったりして、予期しない作用が発現したりする可能性もある。そのように考えると、生薬の特徴成分にこだわりすぎると、その生薬の全体像を見失う可能性があるように思える。

　特に漢方医学では、生薬を一つの薬物として認識した上で、それらを組み合わせた処方が用いられる。この処方構成の意味を理解するには、生薬を、単一化合物である化合物薬品と同じように、一つの単位として捉える視点を保ちつつ、理解を深めていく過程が必要である。

　生薬の作用は、多種多様な活性成分の混合物を、複雑系である身体に放り込んだ時のレスポンスであり、そのレスポンスを成分や薬理作用の面から、あるいはその両方を結合させて理解することは、実際のところ大変困難な作業のように思える。

| 第9章 | 生薬の品質 |

1. 品質評価

　化学薬品では、純度が品質の保証となるが、生薬には多くの成分が含まれるため、その基準を生薬に適用することはできない。また、生薬は

天然物に由来しているので、農作物などと同様、管理栽培されるもので
あっても、品質には一定の幅が生じる。それはまた、常に品質評価の問
題が付いてまわるということでもある。

　元々、生薬には長年の使用経験による評価基準がある。生薬は、商品
として市場で取引されるが、採集品などでは、不作為に違ったものが混
じることもまれにあり、高価なものでは意図的に偽物が作られることが
ある。このような良否や真偽についての鑑別基準は、科学の発達以前の
経験によって定まっていることも多い。

　それで、現在では、化学的な確認試験、成分分析、活性試験、あるい
は DNA 鑑定などの手法なども加味されて、より総合的で正確な評価が
なされるようになってきている。

２．原植物の違い

　すでに述べたように、生薬の原植物、とくに漢方医学に用いられる生
薬の原植物は、ただ１種のこともあれば、複数種のこともある。あるい
は、特定種の中の限られた品種や系統が賞用されることもある。これら
のことも、すべて長年の経験によって定まってきたもので、生薬によっ
て異なっている。

　例えば、人参はオタネニンジン *Panax ginseng* C. A. Meyer を指す。近
縁のサンシチニンジン *Panax pseudoginseng* F. H. Chen は田七、チクセツ
ニンジン *P. japonicus* C. A. Meyer は竹節人参で、同じ薬物とはみなされ
ない。

　一方、麻黄の場合、漢方医学では草麻黄 *Ephedra sinica* Stapf、中麻黄
E. intermedia Schrenk et C. A. Meyer、木賊麻黄 *E. equisetina* Bunge の３種
が同様に用いられる。

　この麻黄はこれまで豊富にある野生資源の採取に依ってきた。しか
し、需要の増大による乱獲や生態系の破壊によって、中国国内での麻黄
資源は減少し、現在では輸出に制限がかけられている。今後は、中国以

外の地からの供給も考えられるが、漢方用薬の麻黄としてはこれら3種に限られるから、これら3種のどれかを基原とする麻黄を輸入することになる。したがって、正しい原料の確保のためにも、これら3種のみならず、形態が類似するマオウ属植物についての特徴を把握しておくことも重要となる。もちろん成分的な保証がされなければならないことは言うまでもない。

3. 甘草のグリチルリチン含量

甘草の供給も殆どが野生品に依っている。原植物としては、日本薬局方はウラルカンゾウ *Glycyrrhiza uralensis* Fischer とスペインカンゾウ *G. glabra* L. の2種と規定している。市場品には東北甘草と西北甘草とがあり、原植物は殆どがウラルカンゾウ由来のものであるという。近年、中国では新疆甘草が使われるようになったが、このものは *G. inflata* Bat. 基原のものであり、特異なリコカルコン licocharcone 類を含んでいることから、わが国では、漢方で使う甘草の範疇には入らないものとされている。

農作物とは違い、野生植物は変異に富んでいる。種（species）の多様性は、生物の生き残りにとって重要な要素であるが、その多様性も様々である。形態のみならず生理的な変異のほか、成分的な変異もしばしばである。この成分的な変異は薬物としての効果に直結することから、とりわけ重要である。

関西生薬集談会の報告によると、甘草のグリチルリチン含量は一定していない。高いものでは10%を超えるが、低いものでは1%程度のものもある。日本薬局方ではその含量を2.5%以上と規定しているから、市場に出てくるものにおいても、中にはこの規格に適合しないものもあることになる。

この甘草のグリチルリチン含量の違いが何により生じるのかは十分明らかではないが、近年、栽培研究がなされた結果からは、若年生のもの

では、グリチルリチン含量が相対的に低い傾向にあるようである。従来、甘草には等級が定められ、一等甘草は太くて断面が黄色の強いものが多く、等級が下がるほど細くて黄色が薄い傾向にある。このことは、根の肥大成長、即ち年月の経過によって、含量も高くなる傾向にあることを示しているということで、経験による評価と符号するところがあるといえるであろう。

4．ベトナムの桂皮[26]

　桂皮の基原植物はケイ *Cinnamomum cassia* Blume で、ベトナム中部から中国南部にかけて産する。ベトナムの主要な産地は、南からミンナム Minh Nam 県、タンホア Tan Hoa 県、イェンバイ Yen Bai 県、クァンニン Quan Ninh 県であり、それぞれの産地からの桂皮は、MN 桂皮、TH 桂皮、YB 桂皮、QN 桂皮と産地のイニシャルをつけて呼ばれる。現在、最も産量が多いのが YB 桂皮で、次いで MN 桂皮である。この2産地に比べると、TH 桂皮と QN 桂皮ははるかに少ないようである。

　わが国に輸入される桂皮は中国産が多いが、産地は中国南部の広西チワン族自治区が主であり、ここからの桂皮も産地名を冠して、江西桂皮、東興桂皮と称される。

4-1　精油含量の比較

　産地が違えば、生薬の品質も異なる。筆者らが調べた範囲では、ベトナムのミンナム県の MN 桂皮は香りが高く、渋みが少なく、精油含量が高い（平均3.5％）。本種は香辛料として賞用されることも多い。一方、イェンバイ県の YB 桂皮はベトナム最大の産量を誇るが、やや渋味があり、薬用として好まれる。精油含量はやや少ない（平均1.9％）。また中国南部の江西桂皮は2.6％であった。

4-2　MN桂皮の栽培

　ミンナム県では Tra My 種と Tan Hoa 種と称される2種のケイが栽培される。Tra My 種はこの地に特産とされる系統であり、MN 桂皮に製せられる。ここでは隣接するタンホア県由来の Tan Hoa 種も栽培されている。この両品種に形態的な違いはほとんど認められないが、生理的な性質に違いがあり、現地では Tra My 種からの桂皮が最上とされる。Tra My 種は Tan Hoa 種に比べると成長が遅く、桂皮を採取するのは20年近くかかるが、Tan Hoa 種は成長が早く、およそ15年で採取できる。皮を剥ぐ時期は、Tra My 種は雨季年1回であるが、Tan Hoa 種は春と秋の年2回可能である。実際、2001年12月に現地で2種類の原木について、皮の剝離をしてみたが、Tra My 種は剝皮に難渋したのに対し、Tan Hoa 種はいとも簡単に剝皮された。このことは、Tan Hoa 種は冬期にあたるこの時期にも形成層が活動し、成長していることを示すものである。また、香りと味については、MN 桂皮は芳香が強く渋みが少ない。Tan Hoa 種は Tra My 種に比較すると香り、味共にやや薄い。かつては、成長の早い Tan Hoa 種の栽培が奨励されたが、品質が劣ることから、当時はミンナム県では地元の Tra My 種を栽培するようにもなっていた。

　筆者らが2000年にミンナム県を訪れた時、人民委員会が種取り用に保護している Tra My 種の林では、茎から角状の物が多数叢生する奇病が発生し、その対策に苦慮していた。この病気が発生すると、樹皮のコルク層が異常発達して、桂皮の品質を低下させる。またこの病気が広がると木自体が枯死するという。この病気は当初不明であったが、2007年に八丈島のヤブニッケイから MN ケイと同様の奇病が報告され、その原因はもち病菌の *Exobasidium hachijoense* であるとされた。また2015年タイ国の *Cinnamomum subavenium* に同様の奇形症状があり、この原因菌は BLAST 検索で、ナシ汚果病の原因菌である *Acaromyces ingoldii* と相同率99%であったという。[27]

　MN 桂皮の中核を占める Tra My 種は、良品質であるものの成長が遅く、特有の病気もあり、収益性の点で Tan Hoa 種に劣ることから、現在

では栽培が減少しているという。

4-3　クランプの作製

　ミンナム県で栽培されるケイの太い茎の皮は、クランプと呼ばれる桂皮に製せられる。剥皮された1cmほどの厚さの生皮は、そのまま放置すると、くるくると巻き込んでしまい、うまく乾燥できない。それで、巻き込まないよう生皮のうちに添え木をして（図1-9、A）、断面を「３」の字状とし、しばらく陰干しして、最後は日に当てて乾燥させるのである（図1-9、B）。干しあがると添え木ははずされる。また、添え木をするとき、皮の上下両端の外側の部分が数センチ削り取られる。これは、そのまま乾燥させると縦に割れ目が入りやすく、それを防ぐためである。また、桂皮の精油分を多く含むのは皮の内側でもあるので、比較的油分の少ない外側を削ぎ、油分の多い層の厚さを見せるという意味もある。

　また、イェンバイ県の集荷場によると、イェンバイでは昔はクランプを作っていたが、現在では、面倒で作っていないということであった。その集荷場では、集められた生皮は幅10cmほどにカットされて、乾燥されていた。

A

B

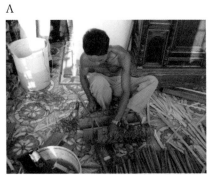
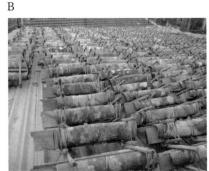

図1-9　クランプの作製、ミンナム県
A：添え木で整形、B：乾燥

第10章 | 薬用植物学

1．江戸期の薬草栽培

　薬用植物の栽培は、江戸時代には大いに盛んであった。それは、薬物の多くを大陸からの輸入に頼らざるを得ず、それらは、高価であったり、劣悪なものであったりしたためである。八代将軍吉宗は、外国産の種苗を輸入し、それらの国産化を図るとともに、採薬使を各地に派遣して、国内産のものを調査させ、それらを幕府直轄の御薬園で栽培して、種苗の繁殖・譲渡などを行った。この政策の成果として最も有名なものは、日光御薬園における朝鮮半島由来のニンジン栽培の成功である。御薬園で増やされたこのニンジンの種子は、のち各藩に下付され、「御種ニンジン」と称されるようになった。この江戸期の薬草栽培の実際については、本草書や農書に記されてある。

2．薬用植物研究のベクトル

　明治維新の後、わが国の医学教育はドイツを範とした。医学の一分野である薬学分野においても、ドイツ流の生薬学 Pharmakognosie とともに薬用植物学 Pharmazeutische Botanik が講義された。この薬用植物学の内容は、植物器官学を柱とする植物解剖学と植物分類学が中心で、植物体の一部分を用いることの多い生薬の基原の確証に有効なものとして採用された。一方、動的な分野である植物生理学については、栄養、水循環、成長、生殖に関する分野がようやくスタートを切ったばかりであり、これらは理学や農学が担う領域となった。

　第二次世界大戦後は、中国から安価な生薬が輸入されるようになって、国産品は市場での競争に勝てなくなり、国内で消費される生薬の8割が輸入に頼るようになっている。このような状況下、生薬の安全保障が叫ばれるようになったが、現在においても依然その状態は改善されて

60

いない。

　薬用植物の生産を志向した研究も、細々と続けられてきたが、この領域での見るべき成果としては、武田薬品工業によるシンシュウダイオウの育種とセンブリ研究会によるセンブリの栽培化が挙げられる。前者は、自家不和合性を利用した専門家の交雑育種によるものであり、後者は供給が不安定な野生品に対する地道な栽培研究の成果である。そのほか、シャクヤク、カンゾウ、ムラサキなども、研究成果があがっている。

3. シャクヤク中のペオニフロリン[28]、[29]、[30]

　異なる年に収穫したシャクヤク根中のペオニフロリン paeoniflorin 含量を調べると、1981年収穫のものでは2.40〜2.99％のものが最も多いが、84年収穫のものでは2.10〜2.33％のものが最も多いという結果であった。この例は、同じ畑であっても、その年の気象条件ほかによって成分の蓄積量も違ってくるということを示している。

　またペオニフロリン、アルビフロリン albiflorin、ガロタンニン gallo-tannins の月別変動を調べた結果では、ペオニフロリンは７月と12月におよそ３％まで高くなるが、２、３月と９、10月には２％強まで下がる。一方、アルビフロリンは８月に最低（c.a 0.2％）となり、12月に最高値（0.5％）を示した。また一方、ガロタンニンは７月に最高値（1.2％）を示し、８月に最低値（0.7％）であった。この結果は、シャクヤクの特徴成分が季節により変動し、変動の様相も成分によって同じでないことを示している。

　シャクヤクは、休眠期になってから収穫されるが、上記の結果からみると、全体的に３成分が高い時期に当たっている。

　生薬の収穫期については、経験的に定められたものがある。一方、データを取ることで、改めて経験知の裏付けを得るということもあろう。また、新たな展開が生まれる可能性も否定出来ないと思う。

4．遺伝・育種

　生薬の品質に原植物の多様性が深く関係していることを考慮に入れると、栽培生産の際、単に基原植物を畑で栽培できるようにすればよいという、技術だけが問題というわけではないことがわかる。栽培化に先行するものとして、原植物のなかでどの系統、どの品種を選んで栽培化を行うかの選択が必要である。また、さらなる優良系統を育成するとなれば、遺伝・育種の技術が不可欠となってくる。以下に筆者らのシソの研究事例を挙げる。

4-1　シソの多様性

　日本人にはシソはなじみのある香辛野菜であり、アカジソとアオジソ、チリメンジソとオオバジソなど特徴あるものがあることはよく知られている。アカジソとアオジソはアントシアニン系色素の蓄積量の違い、オオバジソとチリメンジソとは形態上の違いである。シソにはこれら以外にも、人類の長い栽培の歴史の中で育まれた多様な変異が蓄積している。さらに、シソに近縁のエゴマも、長年の歴史の中で別な栽培植物に分化してきたもので、実はシソと同じ遺伝子プールに属していて、自由に交雑する。

4-2　シソの精油型

　シソの特有の香りはペリルアルデヒド perillaldehyde によるものであるが、必ずしもすべてのシソがこの香りを持つものではない。調査の結果、先ず、エゴマに多いペリラケトン、ナギナタコウジュと同じエルショルティアケトン、あるいはミリスチシンやエレミシンなどのフェニルプロパノイド類を主精油成分にもつものがあり、これらの精油型発現には、厳格な遺伝的制御が存在することがわかった。また、交配実験による遺伝解析の結果、これらの精油型発現の生合成に関与する遺伝子の存在が明らかとなった。[31]、[32]、[33]

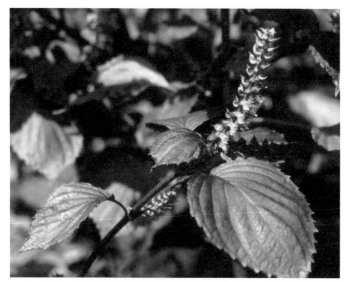

図1-10　レモンジソ「下阿達」

　また、交配実験の過程で、これまでシソやエゴマではなかったレモン
の香りをもつレモンジソが新たに発現してきた。その後、この変異体を
継代栽培してその他の形質も固定、成分組成も改良して、レモンジソ
「下阿達」として品種登録された（図1-10）。

| 第11章 | 終　章 |

1．天然薬物への回帰

　医学が高度に発達し、化学薬品が全盛の今日においても、地球上では
依然として多くの人たちが疾病治療に生薬やハーブを用いている。2002
年の WHO の報告によれば、世界のおよそ6割の人たちの健康は伝統医
療によって支えられており、天然薬物はその中心に位置している。[34) 地
球規模での健康政策を推進してきた WHO は、伝統医療が長い歴史と経

験を有し、確かな効果もあり、身近で経済的にも負担が軽く、発展途上国の人たちの健康維持に貢献しているという現実を再認識し、積極的な利用を後押しするようになった。また、先進国においても、現代医学が普及しているにもかかわらず、天然薬物への回帰が見られる。高度な医療の発達にもかかわらず治療困難な難病は依然なくならず、多重疾患に苦しむ高齢者がいる。また、本人にとっては重大な不定愁訴も、検査では異常が認められないために、西洋医学では、治療法が定まらないこともある。伝統医療が消え去らないのは、長い経験の積み重ねの中から、これらに対処してきた現場の豊富な経験があるからである。

2．研究対象の拡がり

　生薬学は、狭義に考えれば、植物、動物、微生物、鉱物など、薬用とされている天然物が研究対象である。しかしながら、現代の生薬学は遙かに広い研究領域となっており、未利用資源を含む地球上全ての天然物が研究対象である。およそ50万種といわれ、比較的研究がなされている高等植物を例にとっても、これまでに成分研究の手がつけられているものはせいぜい2割程度だろうと言われている。また、海洋産物は未利用資源の最たるものであるが、そこから得られる化合物の構造は地上のものとは異なることも多く、創薬研究者や天然物化学者の好奇心を惹き付けている。天然物は化合物の巨大なライブラリであり、まだまだ可能性を秘めた"薬箱"である。未利用資源を広く探査・研究し、科学のテーブルにのせるという研究には、今後も大きな期待がかけられよう。

3．天然物薬学[35)

　薬学は薬という「もの」の学問であり、化学薬品であれ天然薬物であれ、薬である以上、研究の視点に基本的な違いはないが、天然薬物の研究には化学薬品の研究とは異なる視点がある。例えば、天然物には重要

成分に質的量的変異が見られるが、それらは生物自身の遺伝的要因や環境要因に起因するもので、天然物であるがゆえの資源問題なども重要である。これらの理解と制御は、今後も人類が天然薬物を有効活用していくために、必須の課題であるといえよう。

　本編では、天然薬物研究について、対象の学、化合物の学、作用の学、生産の学などに分け述べてきたが、それぞれに化合物薬品にはない天然薬物特有の視点や方法論があることが理解されたであろう。現代の生薬学は、生薬あるいは薬用天然物という従来の材料の枠を超えて、天然物全般を薬学の視点から総合的・有機的に取り扱う、いわば天然物薬学ともいえる領域となってきている。

4. 自然の不思議へ

　そもそも、我々人間が薬として利用している植物成分は、本来それを生産する植物が、生存競争の中であみ出してきた一種の化学兵器といえるものである。それらは、植物に対しては成長阻害や他感作用を示す成分があり、昆虫に対しては誘引・忌避物質、殺虫成分、接触阻害物質など、また、微生物に対しては抗菌性物質やファイトアレキシンなど、そのほかフラボノイドやフェノール類は、UVからの生体保護や活性酸素に対処するものと考えられている。このように、植物が産生する様々な二次代謝産物にも、見方を変えれば、その植物がなぜ作るのか、それは産生する植物にとってどのような意味を持っているのかなど、研究者を惹き付ける自然の不思議が詰まっている。

　前述したように、100年の歴史を持ち、地球上で最も繁用されるアスピリンは、もとはセイヨウシロヤナギ *Salix alba* が解熱や鎮痛に用いられることから、サリシンが抽出・精製されたことに由来する。サリシンの加水分解物であるサリチル酸は、動物細胞では脂肪酸からプロスタグランディンへの生合成に関係して抗炎症反応を引き起こすが、植物細胞中でも脂肪酸からジャスモン酸への生合成への経路に働いて、エチレン

の合成阻害や病害抵抗性の発現に寄与している。それぞれの異なる作用性の裏には、動物細胞と植物細胞との間において、類似した反応系が働いているのである。このように、薬用資源の研究から、生物に共通する自然の不思議が見えてくることもあるだろう。それらの中には、人と植物との関わり方に新たな解釈を加えるような魅力あるものが隠れているかも知れないのである。

参考文献

1) 唐慎微撰、艾晟校編、柯逢時撰『経史證類大観本草』1904年
2) 遠藤元理『本草辨疑』1681年
3) 内藤尚賢『古方薬品考』1842年
4) 本多義昭「トルコの民間薬について」『薬のサイエンス』**7**、129–135 (2001)
5) 本多義昭「ナフトキノン系赤色色素源としてのムラサキ科植物」『薬用植物研究』**31**(1) 1–8 (2009)
6) 大槻真一郎、大塚泰男編、鷺谷いづみ訳『ディオスコリデスの薬物誌』エンタプライズ、1983年
7) 大槻真一郎編『プリニウス植物誌　植物薬剤篇』八坂書房、1994年
8) 伊藤美千穂、本多義昭「中央アジアの伝承薬」『薬のサイエンス』**8**、82–87 (2001)
9) A. Pieroni, H. Muentz, M. Akbulut, K.H.C. Başer, C. Durmuşkahya, Traditional phytotherapy and trans-cultural pharmacy among Turkish migrants living in Cologne, Germany, *J. Ethnopharmacol.*, **102** 69–88 (2005)
10) Hiroaki Hayashi, Sayaka Hattori, Kenichiro Inoue, Kanat Sarsenbaev, Michiho Ito, Gisho Honda, Field survey of glycyrrhiza plants in Central Asia (1). Characterization of *G. uralensis*, *G. glabra* and the putative intermediate collected in Kazakhstan, *Biol. Pharm. Bull.*, **26** (6) 867–871 (2003)
11) 水野瑞夫「黄連の分布」『生薬学雑誌』**23**、39–44 (1969)
12) 名越規朗、小谷功、東丈夫、柴胡の生薬学的研究「サポニンの存在部位

と顕微化学的証明法」『生薬学雑誌』**24**、93–96（1970）

13) M. Kubo, T. Tani, T. Katsuki, K. Ishibashi, S. Arichi, Histochemistry I Ginsenosides in Ginseng (Panax ginseng C. A. Meyer) root, *J. Nat. Prod.* **43**, 278–283 (1980)

14) T. Tani, M. Kubo, T. Katsuki, M. Higashino, T. Hayashi, S. Arichi, Histochemistry II Ginsenosides in Ginseng (Panax ginseng root), *J. Nat. Prod.* **44**, 401–407 (1981)

15) Gisho Honda and Mamoru Tabata, Isolation of antifungal principle tryptanthrin, from *Strobilanthes cusia* O. Kuntze, *Planta Medica*, **36**, 85–86 (1979)

16) Gisho Honda, Mamoru Tabata, and Masaya Tsuda, The antimicrobial specificity of tryptanthrin, *Planta Medica*, **37**, 172–174 (1979)

17) Gisho Honda, Veelaphan Tosirisuk, and Mamoru Tabata , Isolation of an antidermatophytic, tryptanthrin, from indigo plants, *Polygonum tinctorium and Isatis tinctoria*, *Planta Medica*, **40**, 275–276 (1980)

18) 本多義昭、田端 守、馬場きみ江、小澤貢「蛇床子の抗白癬菌作用成分と基原植物について」『生薬学雑誌』**38**(3) 221–226（1984）

19) 山田陽城「当帰の薬理、薬効」『現代東洋医学』**13**(2) 102–109（1992）

20) 本多義昭、田端守「蘇葉、蘇子（シソ）の化学と薬理」『現代東洋医学』**9**(2) 54–58（1988）

21) Gisho Honda, Yasuhiko Koezuka, Wasuke Kamisako, and Mamoru Tabata, Isolation of sedative principles from *Perilla frutescens*, *Chem. Pharm. Bull.*, **34** (4) 1672–1677 (1986)

22) 服部征雄「漢方薬の薬効には腸内細菌が関与する」『腸内細菌学雑誌』**26**、159–169（2012）

23) 藤村一「大黄の薬理 ― 瀉下作用について ―」『現代東洋医学』**4**(4) 44–48（1983）

24) 大浦彦吉、横澤隆子「大黄の薬理・薬効」『現代東洋医学』**12**(2) 87–92（1991）

25) 平澤正夫『超薬アスピリン』平凡社新書、2001年

26) M. Ito, Y. Shimada, F. Kiuchi, T. K. Qui, G. Honda, Field survey of cinnamon in Viet Nam, *Natural Medicines*, **58** (4) 168–176 (2004)

27) 高橋由紀子、白水貴、福田健二、山東智紀、Savitr Trakulnaleamsai『樹木医学研究』**19**、104–105（2015）

28) 西澤信、林隆章、山岸喬、堀越司、畠山好雄、本間尚次郎「芍薬の化学的研究（第5報）系統別芍薬中の配糖体およびガロタンニン含量」『生薬学雑誌』**40**(4) 413–422（1986）

29) 西澤信、山岸喬、畠山好雄、本間尚次郎「芍薬の化学的研究（第6報）収穫期別芍薬中の配糖体およびガロタンニン含量」『生薬学雑誌』**40**(4) 423–426（1986）

30) 池田憲廣、福田智美、城尚信、嶋田康男、村上啓寿、坂正美、吉川雅之「芍薬の品質評価（第1報）高速液体クロマトグラフ法によるシャクヤク中のモノテルペン類の定量分析、外部形態、修治方法および産地の異なる薬剤の比較解析」『薬学雑誌』**116**(2) 138–147（1996）

31) 本多義昭「シソの精油成分の遺伝学」『ファルマシア』**30**(5) 486–490（1994）

32) 本多義昭「シソの精油成分の遺伝制御機構」*FFI Journal* **169**、9–15（1996）

33) 本多義昭『シソ・エゴマからセトエゴマへ』東京図書出版、2019年

34) WHO Traditional Medicine Strategy 2002–2005, WHO Geneva, 2002

35) 本多義昭「天然物薬学の現状と展望」『学術月報』**57**(3) 234–236（2004）

　西欧流生薬学の導入

　明治時代になると、西欧諸国の制度や文化が一挙に取り入れられ、社会も大きく変化した。明治18（1885）年には内閣制度が制定されて、第一次伊藤博文内閣が成立し、明治22（1889）年には大日本帝国憲法が発布されるなど、新時代はおよそ20年をかけてようやく落ち着いた。この間に教育制度も大きく変わったが、翻訳語や新造語が多く作られたのもこの時代であった。

第1章　大井玄洞と「生薬学」

　医学関係では、ドイツ医学が採用され、明治8（1875）年に医師開業試験が西洋医学の諸科目で行われるなど、漢方医学からの大転換が進んだ。明治13（1880）年に出版された大井玄洞訳述の「生薬学」は、ドイツの教科書を種本としたもので、これがわが国初の生薬学の教科書となった。本書はその後勝山忠雄により校補され、明治20（1887）年に「改訂生薬学」として出版された。また、ドイツ留学から帰国し薬学科の教授となった下山順一郎は、明治23（1890）年に自著の「生薬学」を著した。大井の「生薬学」からわずか10年後のことである。下山はまた、その2年後の明治25（1892）年には「薬用植物学」も出版している。この下山による2書はその後幾度も改訂され、生薬学領域の教科書として版を重ねた。
　本章では、この黎明期の生薬学について、少しばかり振り返ってみたい。

1. 西洋医学の成立

　古代文明のうち、中国の文明とインドの文明は、他からの大きな影響

を受けず、比較的独自の発展を遂げたが、ユーラシアの西側では違っていた。エジプトやメソポタミアに始まった文明は、ギリシャの地に流入し、それが再びオリエントの地へ、そしてさらにアラビアの地へと広がって、ついには中央アジアから北アフリカまでの広範なイスラム帝国の下で、一部インドの知識も取り入れて、アラビア文化が大きく花開いた。そこでは、様々な交流が行われ、多くの民族的、地域的なものが、時代を下るにつれて広域的で汎民族的なものへと変化した。アラビア医学はユーラシア西側地域の医学知識の集大成ともいうべきものであった。このアラビア医学はピレネー山脈やアルプス山脈を越えてヨーロッパの北側の人たちに受け継がれたが、その後、ギリシャ医学から引き継がれてきた四元素による体液病理説は細胞病理説に換骨奪胎されて、民族性と地域色がさらに薄れた世界医学としての西洋医学が誕生したのである。

2. 植物形態学と化学の進歩

17世紀の後半以降、ヨーロッパでは、それまで外部形態の観察にとどまっていた植物学において、性能が良くなった顕微鏡を用いた内部構造の研究も盛んとなった。それらの知識は、薬学領域においては、植物体の一部分を用いることが多い、生薬の品質鑑別に応用されるようになった。

また、19世紀は化学者によって生薬や薬用植物の特徴成分が次々と明らかにされた世紀でもある。1805年、ゼルチュルナー F. W. Sertürner がアヘンからモルヒネを単離したのを皮切りに、ベラトリン（1819）、ベルベリン（1824）、アトロピン（1831）、コルヒチン（1833）、コカイン（1860）などのアルカロイドが、また1828年にはブッフナー J. A. Buchner によりヤナギからサリシンが単離された。

このような植物の形態学や化学による研究成果は、薬学の教科書にも次々と取り入れられていった。

3．Pharmakognosie

　Pharmakognosie という語が使われるようになったのは、1815年、ド
イツ国ハレ Halle 大学のゼイドラー C. A. Seydler 医学博士の学位論
文のタイトルに初出されたときからといわれている。また、エルラ
ンゲン Erlangen 大学教授のマルチウス T. W. C. Martius は、自著の 2
作、*"Das Neueste auf dem Pharmakogonosie"*（1830）　と *"Grundriss der
Pharmakognosie des Pflanzenreichs"*（1832）のタイトルに Pharmakognosie
の語を使用している。Pharmakognosie は、Pharmakon（薬物）と Gnosis
（知識）とを合わせた新造語であるが、マルチウスは、これらの著書の
中で、Pharmakognosie を天然由来の薬物の基原、品質、純度を分析する
物質科学と位置づけている。

4．大井玄洞と生薬学

　大井玄洞は、安政 2（1855）年加賀藩医の家に生まれ、藩の明倫堂や
道成館で学んだあと、明治 2（1869）年には東京大学の前身の大学南校
で学んだ。明治 6（1873）年に卒業後、文部省に出仕、大学にドイツ語
通訳として勤務し、明治10（1877）年には東京大学医学部薬学科の教
員となった。明治13（1880）年に「生薬学」を英蘭堂から出版したが、
まもなく郷里の金沢医学校製薬学科に転出した。明治18（1885）年に
は職を辞してドイツへ遊学、翌19年に帰国後、陸軍二等薬剤官になり、
陸軍医学校の教官、一等薬剤官、陸軍薬局方編纂委員などを経て、明治
40（1907）年には東京府議会議員（～1928年迄）となり、江戸川の護
岸工事に関係するなどし、昭和 5（1930）年に逝去した。

1）大井玄洞が訳出した「生薬学」
「生薬学」という語の起原については、昭和44年 9 月発行の「植物研
究雑誌」第44巻 9 号32頁に、久内清孝博士が「生薬学という語の創造

者について」と題して、下記のような紹介文を載せている。

　今日普及している生薬学ということばは、いつ、どなたが創製
されたものか気にかかっていたが、いままで判然しなかったとこ
ろ、近頃珍書集めに熱心な浅野正美氏が明治13年に出版された大
井玄洞著生薬学という珍本を手にいれた。この本の初めに大井氏は
Pharmakognosie の適当な訳語がきまっていないので、はじめてこの
名称をつくったと書いている。これは著者が自からかいているので
あるから信用できるものと思われるので一応ここに資料として記
す。

Pharmakognosie というドイツ語は、その意味から素直に訳せば、「薬
物学」あるいは「薬品学」ということになるが、大井は「生薬学」とし
た。そのことを序に「本校学則ニ之ヲ薬品学ト云フ其字義穏当ナラサル

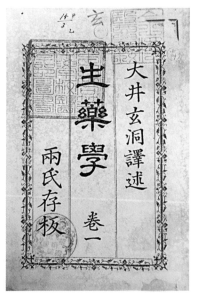

図2-1　大井「生薬学」内表紙

ニ似タリ故ニ生薬学ト改称ス」と記している。

　図2-1は金沢大学医学部図書館に所蔵される、大井玄洞の「生薬学」初版本3巻のうちの、第一巻の内表紙である。「大井玄洞譯述」とあるように、この書は基本的には訳本といえるものである。また、内表紙の次のページから都合6ページにわたって前言がある。その冒頭部分には次のように記されてある。

　　此書ハ独逸国マクトビルヒ府ノ大学校教授トクトルアルベルトウィカンド撰著ノ生薬学ヲ本トシ加ルニフリユキーゲル、ヘンケル、ウィゲル、シウワルツエル、ベルヒ等諸氏ノ書ヲ参互抄録シ又本邦薬用ノ漢薬諸種其効力及ヒ供用等著明ナル者ヲ増補シ今此ニ蒐集ス請フ看者以テ蛇足ト為スコトナカレ。（一部を当用漢字に変更）

　ここで、「アルベルトウィカンド」は、マールブルグ Marburg 大学教授ヴィガント J. W. A. Wigand（1821–1886）のことである。大井玄洞の「生薬学」の元本の中心は、このヴィガントの "*Lehrbuch der Pharmakognosie*" で、この書は1863年にその初版が出ている。「フリユキーゲル」は1867年に "*Lehrbuch der Pharmakognosie des Pflanzenreichs*" を著しているストラスブルク Strasbourg 大学教授の F. A. Flückiger（1828–1894）、また「ウィゲル」は "*Grundriss der Pharmakognosie*"（1847）の著者 H. A. L. Wiggers と思われる。

　なお、巻末の刊記には訳述者として大井玄洞のほかに、もう一名林田少一郎の名前がある。林田は、陸軍軍医学校を卒業し、明治10年に軍医試補となった人物である。明治13年の薬学会創立のメンバーでもあったが、大井との関係はよく分からない。

2）大井「生薬学」の記載事項と内容

　大井玄洞の「生薬学」では、上記の元本にならって、個々の薬物に関する記載事項としては、薬名、ラテン名（繁用されるものは英仏獨の3

A   B

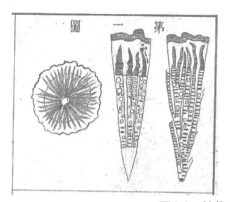 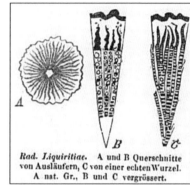

Rad. Liquiritiae. A und B Querschnitte
von Ausläufern, C von einer echten Wurzel.
A nat. Gr., B und C vergrössert.

図2-2　甘草の解剖図

A：「生薬学」、B：Wigand 原本

カ国語を附す）、ラテン語学名及び日本名、科名（日本名、ラテン名）、
産地、標徴（外部形態）のほか、載面（ルーペ視）、顕微鏡徴（内部形
態）や成分が記されている。

　図2-2、Aは、大井「生薬学」の第4巻附録図中の甘草の解剖図で
ある。右は根、中央と左は根茎（ストロン）であるが、この図はヴィ
ガントの元本の図Bの写しである。一方、成分は「砂糖甘草糖澱
粉一種辛烈ノ軟脂及ヒ蕗素 素 等是ナリ」とある。甘草糖は原著では
Zussholzzucker（Glycyrrhizin）である。

　まれに供用（用途）の項があるものもあるが、効能や効果は殆ど記載
されていない。もちろん、前述したような民族性や文化を意識した記述
はない。わが国の「生薬学」は、純粋に生薬の物性を研究する学問とし
てスタートしたのである。

3）大井、多忙の中での「生薬学」の出版

　大井玄洞が旧東京大学とその前身に奉職していたのは、明治6
（1873）年から同13（1880）年までの7年間である。彼はその後故郷の

金沢医学校製薬学科に移った。また、明治18年には、金沢の職も辞して翌年ドイツに遊学している。

　彼の訳述になる「生薬学」は、明治12年4月17日の版権免許で、本の出版は翌年の明治13年2月である。この時期は彼が東京大学を辞する直前であった。

　大井は、初版の序の最後の段落で次のように釈明している（図2-3）。

　　余此書ヲ編輯スルニ際シテ、職ヲ本校ノ生理局ニ奉シ、公事繁冗ナルヲ以テ、専ラ之ヲ鏤工ニ任子タリ。編成リテ之ヲ閲ルニ、洋字大ニ誤謬アリ。他日ノ改鐫（カイセン）ヲ待テ訂正セント欲ス。看者暫ク疎漏ノ罪ヲ恕セヨ。（ルビ、句読点筆者）

　すなわち、「自分は勤め先の生理局が忙しく、原稿を印刷所に渡したままでいた。それで、出来上がってきたものを見ると、特にアルファベットに多くの誤植がある。後日訂正したいと思っているので許して欲しい。」としている。忙しすぎたのか、校正を急いでいて気がつかなかったのか、この項の最後の記名が「大井玄洞識」ではなく「石井玄洞識」となっているのは、何とも皮肉である。

　本文3冊、附図1冊の4分冊からなるこの初版本には、第二巻と第三巻の巻末に正誤表が付されてあり、それぞれ36カ所、51カ所の訂正箇所が挙げられている。このことから類推すると、大井には、十分な校正をしたものを組みなおして出版する時間的余裕がなく、一部は正誤表で間に合わせ、序文の最後にも言い訳のような文を付けざるを得なかった、ということのようである（初版には、この他にも章立てや用語などに不備、不統一が見られる）。

　大井のこの序の釈明文は、明治20年出版の第三版「改訂生薬学」の序では省かれている。校補者の勝山忠雄は、大井が述べた誤植などは訂正したので、この部分は不要としたのであろう。

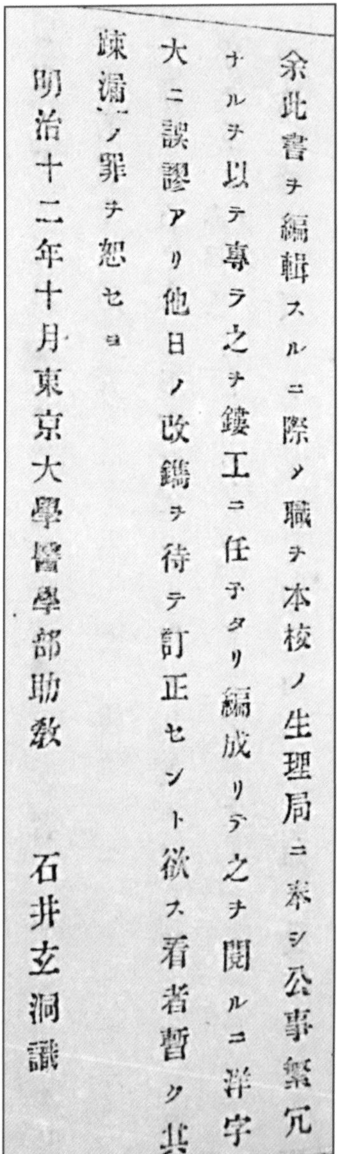

余此書ヲ編輯スルニ際ノ職ヲ本校ノ生理局ニ奉シ公事繁冗ナルヲ以テ専ラ之ヲ鑄工ニ任テタリ編成リテ之ヲ閲ルニ洋字大ニ誤謬アリ他日ノ改鑄ヲ待テ訂正セント欲ス看者暫ク其疎漏ノ罪ヲ恕セヨ

明治十二年十月東京大學醫學部助教

石井玄洞識

図2-3　大井「生薬学」の序より
（氏名のところが「石井玄洞識」となっている）

5．勝山忠雄と「改訂生薬学」

　勝山忠雄は、嘉永元（1848）年信濃国上高井郡の生まれで、生家は神
社の神官だったという。明治4（1871）年第一大学区二番中学入学、同
6年第一大学区医学校（東京大学薬学部の前身）に入学、同9年東京医
学校製薬学科通学生教場教員（教授介補）に就任。同11年東京大学医
学部製薬学科通学生教場教授に就任し、「調剤要術」訳補を出版、同13
年に「改訂生薬学」第3版を出版した。同18年に東京大学医学部を依
願退職、陸軍省に被任、二等薬剤官となる。同20年札幌陸軍屯田兵本
部第一大隊医務課に勤務、北海道立札幌病院薬剤部長を兼任、同22年
に札幌薬学校長（兼任）となった。

1）大井「生薬学」の改訂（図2-4）

　明治10年、東京大学に医学部製薬学科が設けられたが、当時、勝山

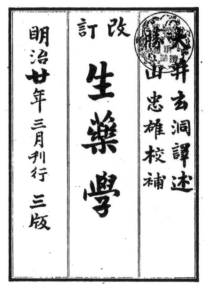

図2-4　「改訂生薬学」の内表紙

忠雄は調剤学の担当で、大井玄洞は製薬学担当のいわば同僚であった。

「改訂生薬学」に記された、校補者勝山忠雄の序文を挙げる。

　　　　生薬学ハ曩（サキ）ニ大井玄洞君職ヲ大学ニ奉スルノ日ニ起草シ、未タ剞（キ）劂（ケツ）ニ付スルニ及ハスシテ、任ヲ他ニ転スルニ由テ、余其志ヲ受ケ以テ之ヲ世ニ公行セリト雖トモ、纔ニ第二版ニ止リ、世間此書ノ缺乏（ケン）ヲ告ルヤ既ニ久シ。然レトモ余近時公務頗ル鞅掌（オウショウ）、之ニ従事スルコト能ハス。此頃書肆英蘭堂島村氏来テ、第三版ノ刊行ヲ乞フ。其ノ情止ム可カラサルヲ以テ、余カ大学ニ在テ、此科ノ教場ニ携帯セル冊子、即チ之ヲ生薬品ニ照シ、又之ヲ欧州諸大家ノ書ニ徴シ、確実簡易ヲ旨トシ、屢々改刪（シハシハカイサン）ヲ経タル者ヲ出シテ、以テ之ニ充テ、茲（ココ）ニ其索ニ応ス。覧者幸ニ字句ノ拙陋（セツロウ）ヲ咎ムルコト勿レ。』（一部当用漢字に改、ルビ、句読点筆者）

　すなわち、「大井玄洞は東京大学に奉職し、その時から『生薬学』を起草していたが、道半ばで、職場を変わってしまった。自分は彼の志を受けて出版したのだけれど、わずかに第二版にとどまっており、世間ではこの書が足りないという。しかしながら、自分は近年公務が多忙で、これに関わることができなかった。最近、出版社の英蘭堂の島村氏が来て第三版の刊行をしたいと熱心に進めるので、自分が大学で教場に持って行っている冊子、それを生薬の実物と照合し、欧州の大家の書も調べて、確実で簡易な表現を旨として改めたものを出すことにした。読者には字句の稚拙なところについてはお許し願いたい。」と記す。

　勝山の序にある「剞（キ）劂（ケツ）」は上梓の意である。彼の記す文をそのままに受け取ると、「大井自身は完成本を手にする前に金沢に転勤してしまった。そして『生薬学』の出版については、残っていた勝山に託された」ということのようである（改訂第三版の奥付によると、第二版が明治16年に出版されているとあるが、これは今のところ幻の版である）。

　その他にも、この改訂第三版で変更されたところも少なくない。

　初版の各論においては、薬物の記載は、薬名、ラテン名（繁用される
ものは英仏獨の３カ国語）、ラテン語学名及び日本名、科名（日本名、
ラテン名）、産地、察候（外部形態）、横断面候（ルーペ視）、顕微鏡候
（内部形態）、成分、供用（用途）の10項目であるが、そのうち、以下
の３項目、察候が標徴、横断面候が載面、顕微鏡候が顕微鏡徴にそれぞ
れ変更されている。

　次に変更の具体例として、根と根茎の区別点について記した、巻ノ
一、各論、第二章の冒頭の文を挙げる（アンダーラインの部分が初版と
改訂版の異なる箇所である）。

- 初版本：根トハ、一般地中ニ下行スルモノノ総称ナレトモ、尚ホ
  幹茎ヲ似テ同ク地中ニ横伏スルモノアリ。蓋シ、真根ハ幹茎ノ如
  ク枝葉及ヒ幼芽ノ瘢痕ナキヲ以テ、之ヲ区別ス可シ。
- 改訂第三版：根トハ、一般地中ニ下行スルモノノ総称ナレトモ、
  尚ホ幹茎ニシテ同ク地中ニ埋伏スルモノアリ。蓋シ、真根ハ幹
  茎ノ如ク枝葉萌芽及ヒ幹痕等ヲ見サルヲ以テ、之ヲ区別ス可シ。
  （一部当用漢字に改、句読点筆者）

　また、初版、改訂第三版ともに分冊にされた附図は、すべて変更がな
く、本文の章立て変更に伴う番号の変更のみである。

　このように、随所に多少の変更はあるものの、大筋として大きな変更
はなく、理解しやすい文章になっている。

２）収載薬物　―漢薬は代用品に―

　維新政府によってドイツ医学が採用され、早くも明治８（1875）年に
医師の開業試験が西洋医学で行われた。また、明治19（1886）年には、
日本薬局方の初版が公布されている。初版薬局方には468品目が収載さ
れたが、その内訳は、有機薬品59、無機薬品80、生薬89、油脂・揮発

油37、製剤177、製剤原料19、衛生材料7である。生薬はすべて西欧生薬であった（国家制定の公定書に漢薬類が正式に収載されるようになったのは、漢方医学が再興した戦後のことで、昭和26〈1951〉年の第六改正薬局方以降のことである）。

　大井「生薬学」の各論では、およそ420種について解説が加えられている。本書の成り立ちからして、ドイツの教科書に依拠しているから、ほとんどすべてが西欧の生薬である。大井は「本邦襲用ノ漢薬諸種其効力及ヒ供用等著明ナル者ヲ増補シ今此ニ蒐集ス。請フ看者以テ蛇足ト為スコトナカレ」と、漢薬に理解を示しているかのような表現をしている。しかし、例えば、甘草の項では、スペインカンゾウ *Glycyrrhiza glabra* が先ず挙げられ、ウラルカンゾウ *G. uralensis* は次品扱いである。また桂皮でも、セイロンケイヒ *Cinnamomum zeylanicum* が先にあり、唐桂皮 *C. aromaticum*（= *C. cassia*）は後に挙げられてある。いずれも西欧で使われていたものが正規のものであり、これらと同属の漢薬類は代用品という位置づけであった。さらに、420種の中には、重要漢薬である人参や柴胡、当帰などもない。これらのことからも、当時の漢方医学に対する偏った扱いをうかがい知ることができる。

　甘草についてもう少し詳しくいえば、「甘草根ニ二種アリ」とある。そしてまず「平滑甘草根 Radix Liquiritiae glabrae、Glycyrrhiza glabra L.」、すなわちスペインカンゾウを挙げ、もう一種として、「有棘甘草根 Radix Glycyrrhizae roosicae、Glycyrrhiza echinata L.」、「魯国甘草」を挙げる。これは、ウラルカンゾウ *G. uralensis* Fisch. である。スペインカンゾウの解説はウラルカンゾウのおよそ2倍ある。桂皮では、「錫倫桂皮 Cortex Cinnamomi Zeylanici、Cinnamomum zeylanicum」が主に解説され、次いで「マラバル海岸ニ培栽ス」る「大桂 Cassia lignea、Cinnamomum ceylanicum var. Cassia N.v.E.」、「緬甸、安南及ヒ支那地方ニ自生シ或ハ培栽ス」る「唐桂皮 Cortex Cinnamomi chinensis、Cinnamomum aromaticum Nees」の2種を挙げる。錫倫、緬甸はそれぞれセイロン、ビルマである。江戸時代まで使い続けてきた和漢薬は、西洋薬の代用品という位置

づけになった。

　もっとも、治療を西洋医学の流儀で行うのだから、薬品もまたそちらの物を正品として使うというのは当然といえば当然である。

3）本草学からの脱皮

　時代を少し遡ってみれば、江戸時代に隆盛を極めた本草学は、幕末期には、西欧の分類学のラテン語学名も取り入れるようになっていた。大井による「生薬学」で紹介された、例えば、甘草根の察候（改訂第三版では標徴）の説明に、「横断面ハ繊維状ヲナス髄ハ真根ニ欠乏シ横行根ニハ五角ヲナス」とあるような、拡大鏡や顕微鏡の発達による科学の成果は、大いに刺激的であったに違いない。このような、植物形態学の新たな進歩や、生薬中の活性本体の解明を化学分析の力で見せつけられては、脱帽するしかなかったであろう。明治維新のドイツ医学の導入は、薬学者の脱皮も促したのである。

6．キナ皮について

　キナがわが国に知られるようになったのは、19世紀になってからであるとされる。長崎の薬種問屋村上家の記録（村上家文書）にも、文政2（1819）年に「キナキナ」とある。ドイツ人シーボルトがオランダ医官として来日したのは、文政6（1823）年で、彼の使用した薬物についての記録が、高良斎の「薬品応手録」および湊長安の「丹晴堂随筆」にあり、それぞれ「キーナ（吉那）」、「吉那」の名が挙げられている。ただ、シーボルトはキナを健胃、強壮あるいは防腐の目的で使用することが多かったと言われている。

1）生薬学教科書におけるキナ皮

　すでに述べたように、大井・勝山の「改訂生薬学」には、およそ420種の生薬についての解説がある。これらの生薬は西洋生薬が基本であ

り、和漢薬はその代用品と位置づけされている。生薬の分類は薬用部位による分類である。根類生薬、皮類生薬などのそれぞれの章の始めに、植物学的および組織学的特徴について解説がある。序や索引などを除く本文は484頁、本文の中には緒言と総論が18頁あるから、個々の生薬についての解説量は、平均1頁強という計算になる。

そのような中、最も多く紙面が割かれているのがキナ皮で、17頁半もある。次に多いのは旋那葉（センナ）でおよそ6頁、前述の桂皮は5頁あまり、甘草も2頁あまりである。キナ皮は特別扱いされている。

「改訂生薬学」の元となった種本はドイツの教科書である。特に多くを依拠している A. Wigand の "*Lehrbuch der Pharmakognosie*"（1863）においても、やはりキナ皮の解説には多くが割かれてある。総頁数310頁のうち、キナ皮 Cortex Chinae はおよそ9頁、センナ葉 Folia Sennae は2頁足らず、桂皮 Cortex Cinnamomi は2頁半、甘草 Radix Liquiritiae はおよそ2頁である。このことからも、当時の西洋医学においてキナ皮は特別扱いの薬物であったことがうかがえるが、それは当時の世界事情や植民地政策と深く関係している。

2）マラリアと植民地政策

マラリアに罹患すると、40度近くにもなる高熱に見舞われる。発熱は間歇的で、48時間おきあるいは72時間おき、一定の周期で起こるために、三日熱あるいは四日熱と称された。マラリアの語源は、イタリア語の "mal aria"（悪い空気）から来ているとされる。沼沢地あるいは低湿地は、この病気に罹りやすいことから、イタリアではそれを避けて住居を定めたと言われている。マラリアを媒介する蚊が繁殖可能な沼沢地があり、住環境が整わなかった近代までは、マラリアの感染地帯は、広く温帯のみならずヨーロッパ北部やロシアの寒帯まで広がっていた。日本もまた感染地帯で、このような症状を呈する病は、わが国では、「瘧」と呼んでいた。

特に、熱帯に蔓延するマラリアは、罹患すると重篤な症状を呈し、死

に至ることもあって、西洋諸国の植民地政策にとって、マラリア対策は重要であった。英、仏、オランダはそれぞれの植民地で特効あるキナ樹の栽培に着手したが、オランダがインドネシアで成功し、特効薬キニーネの供給はおよそ100年間オランダが支配した。

3）マラリアとキナ

　キナ皮は、南アメリカの中部アンデス山脈の2,000 m前後の地に自生するアカネ科の *Cinchona* 属植物の樹皮で、現地では解熱薬としていた。属名の *Cinchona* は、ペルーに派遣されていたシンコン Chinchon 伯爵の夫人が熱病（マラリア）に罹り、このキナを服用して快癒したことから、スペインに持ち帰り広めたという。植物学者のリンネはこの伝説をもとに、この植物の属名を Cinchona としたということである。

　伝説はともかく、この効果抜群の解熱薬は、熱帯各地に植民地を広げていた西欧諸国にとって、マラリアから生命を守るために極めて重要な薬物となった。しかし、南アメリカの現地からキナ皮を入手する方法は、乱獲によって早々に資源の枯渇に直面したので、それぞれの植民地でキナ樹の栽培生産が進められた。特にオランダは、1855年に苗をジャワ島に移植、栽培に成功し、十数年後には、市場にも供給できるまでになった。

　また、キナ皮から解熱作用のあるキニーネが単離されたのは1820年のことで、キニーネは合成の抗マラリア薬が開発されるまで100年あまり、唯一の抗マラリア薬であった。

4）「改訂生薬学」におけるキナ皮の解説

　以上のように、キナ皮は当時の西洋では特に重要な薬物であった。大井・勝山の「改訂生薬学」には、キナでなされた当時の時代の先端を行く科学研究の成果がまとめて紹介されている。筆者の注意を引いた、幾那皮 Cortex Chinae の一般的な解説と生薬の特徴の要点は以下のとおり。

⑴ 一般的な解説

a）来歴、評判

　　夫レ幾那ハ千八百三十二年ノ頃欧土ニ舶齎セシヨリ医療上ニ供用
シ貴要薬品ノ一ニ居リ無限ノ声価ヲ得テ生薬学上第一ノ位地ヲ占有
スルニ至レリ。是欧医某カ Sina chinae medicus esse mollem（幾那ナ
クンハ余ハ医タルヲ欲セザルノ義ナリ）ナル語ヲ吐露セシ所以ナ
リ。（後略）──。（句読点、一部当用漢字筆者、以下同様）

b）キナ Cinchona 属の種（species）の記載とその分類学的変遷

　　古来ノ書冊ニ就テ之ヲ質スニ、幾那属中八十有余ノ種類アリ。就
中其薬用スル所ノ者ハ、僅ニ三十種ニ過キス（後略）。林氏ハ誤テ
此第一及ヒ第二種ヲ同種ノ物トシ、Cinchona officinalis ナル名ヲ命
セリ。其後フンボルト氏ノ試験ヲ経テ確実ヲエタリ。（中略）第一
種ハ Cinchona Candamea Humb.、第二種ハ C. Pubescens Vahl. ト名ク
（後略）。

c）栽培の歴史について

　　1851 年フランスがアルジェリアで栽培を試みて失敗したこと、
1854 年と 1856 年の間にオランダはジャワで栽培に成功し、「今日ニ
於テハ年々十万余円ノ公利ヲエルニ至レリ」と、また、キナ皮の採
取法、産地についても記す。

⑵ キナ皮の特徴の記述

a）外部形態

　　「標徴」として、肉眼による生薬の外形、色調、破折面の様子な
ど、次いで「裁面」として、ルーペ視による様相を、図2-5の第
百一、および百三図で、枹栓組織、細胞組織、抜私篤部の三層が区
別できることを記す（抜私篤はドイツ語の Bast の当て字で、靭皮
あるいは二次皮部のことである）。

b）内部構造

　　「顕微鏡徴」として、顕微鏡による剖検の様相を詳述する。例え

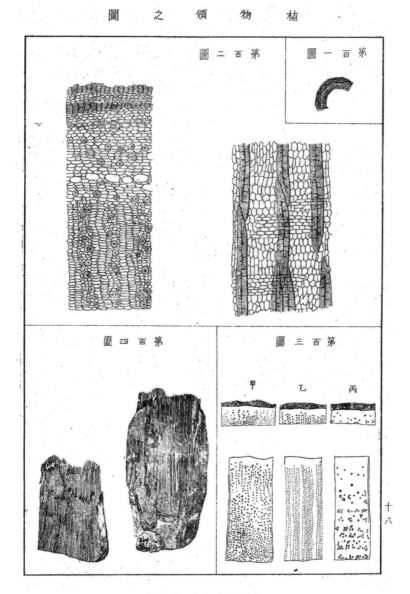

圖 之 領 物 植

第一百圖

第二百圖

第四百圖

第三百圖

甲　乙　丙

十八

図2-5　キナの剖検図

（「改訂生薬学」別冊、18頁、第101〜103図）

ば、次のとおりである。

　　抜私篤線ハ其幅不等ニシテ甚タ狭ク、抜私篤ハ細胞組織及ヒ抜
私篤固有ノ繊維ヨリ成ル。（中略）抜私篤繊維ノ化厚ハ甚タ較著
ニシテ諸皮中ノ第一ニ位ス之レ此皮ノ特徴ナリ。是ヲ横断シテ透
見スレハ、類円形或ハ多角形ヲ為シ、（中略）縦断スレハ、紡錘
形ヲ呈ス。第十四図ノ如シ（後略）。
（抜私篤：Bast、靱皮、二次皮部）
（ここで、「第十四図」は「第百二図」の間違い。大井の初版本
では「第十四図」であり、改訂本で校正されなかった）

　続いて、乳汁管、石仁細胞、篩管、結晶細胞などの構成要素につ
いて、また抜私篤すなわち二次皮部には繊維があり、その分布や並
び方で、百三図にある甲乙丙の3系統に類別されることを、以下の
ように記す。

　　幾那皮ノ鑑識ハ、抜私篤繊維ノ大小、或ハ碁布羅列等ノ関係、
各種同カラサルヲ以テ、今之ヲ大別シテ、三統ヲ設ケ、左ニ各統
ノ模範ヲ論ス。

　その特徴ある3系統については、それぞれ、甲は C. Calysaya、
乙は C. scorienlata、丙は C. Pubescens がその典型であることを述べ
る。
c）味について
　　味ハニガク収斂性ナリ。枹栓層、細胞組織ハ鞣酸ニ富ム故ニ多ク
収斂性ナリ。抜私篤層ハ幾那植物塩基類ニ富ム故ニ苦味多シ。枝皮
ハ収斂性、幹皮ハ苦味ナリ。
d）薬物としての使用
　　解熱薬　ナレトモ主トシテキニーネノ効力ナリ。其服量ニ依リ、

0.06許ヲ服スレハ健胃強壮薬トナリ。甚タシク多量ヲ服シ、或ハ不溶解性ノ抱合物トシテフクストルトキハ、大ニ消化器ヲ害ス。1.0以上ヲ服スレハ、即時ニ中毒症ヲ発シ、12.0乃至15.0ヲ服スルトキハ死ニ至ル。之レ心臓ヲ障害シ呼吸器中枢ノ麻痺ニ因ル者ナリ。

e）「成分」

次の成分を挙げる。

幾那植物塩基類：キニーネ、キニジーネ、キニチーネ、キニリネ、シンコニーネ、シンコニジーネ、シンコニチーネ、キナミーネ（キナミーネハ幾那各種中ニハ存セス）。

其他無形塩基：アルミーネ、キノハチーネ、ブランキニーネ、ヒトイネ。

糖原体：キノピーネ（其分解成績物幾納巴酸ナリ）、幾那鞣酸（其分解成績物は幾那赤色素ナリ）、幾那酸等ナリ。

f）商品鑑別

生薬学上幾那皮ノ分類ハ、現今各種抜私篤面ノ色澤ニ拠ルノ他、未タ適当ノ者ナシ、故ニ爰ニ之ヲ襲用ス。

と市場品の色調による３分類を挙げる。それらは次のとおり。

1．黄色幾那 Cortex Chinae flavus
王幾那皮〔カリサヤ〕 Cortex chinae calysayae s. regiae、Cinchona Calysaya Wedd ほか８種。

2．褐色幾那 Cortex Chinae fuscus、一名灰色幾那 Cortex chinae grisseus
C. micrantha R.P. ほか11種。

3．赤色幾那 Cortex Chinae ruber
C. succirubra Pav. および C. coccinea Pav. の２種。

5）わが国でのキナ栽培

わが国でもキナの栽培は一時期盛んであった。その歴史的経緯については、南雲清二博士の長年にわたる調査のまとめが、「薬学雑誌」131 (11) 1527–1543 (2011) に掲載されている。ここでは、その概要を引用させていただきたい。

わが国でキナの重要性を主張したのは榎本武揚であった。彼は、1862年江戸幕府の留学生として、内田恒次郎、伊東玄伯、西周、津田真道らとともにオランダに赴く途中、ジャワに滞在した。そして、この地で、欧州の列強がキナ栽培にしのぎを削っていることを知り、キナが極めて重要な薬木であることを改めて認識した。榎本は帰国後、明治政府に奉職し、明治7（1874）年に建議書を明治政府に提出、キナ栽培の重要性を謳った。

わが国へのキナの導入は、明治9年であるが、これはジャワ島からの苗木で、栽培にまで至らなかった。次いで明治11年にはインドから種子を取り寄せ、農商務省西ヶ原試験場で育苗し、明治15（1882）年、当時の農商務省の農務局長であった田中芳男は、田代安定にこの苗を用いた沖縄と鹿児島での栽培を命じた。しかしこの試みも失敗に終わった。その後、田代は台湾の恒春熱帯植物殖育場においてキナ栽培を行った。台湾の栽培も結局は成功するには至らなかったが、後年大正11（1922）年に、星製薬株式会社が台湾での栽培に成功した。

6）最重要な生薬、キナ

以上述べてきたように、多くの植民地を熱帯に持っていた西洋諸国にとって、キナはマラリアの特効薬キニーネの原料として、最も重要な薬用植物であった。したがって、キナについての研究はとりわけ進んだ。そして、分類、形態、成分、栽培等の成果は逐次西洋の教科書に盛り込まれた（図2-5、図2-6）。大井・勝山の「改訂生薬学」のキナの記述からも、当時の西洋の科学の先端の成果を十分にうかがうことができる。同時にまた、これをわが国にも導入しようという、先人の強い意気込み

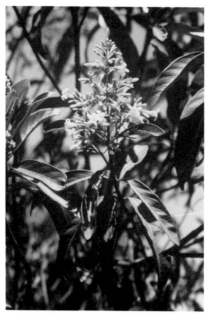

図2-6　ボリビアキナノキ *Cinchona ledgeriana* Moens
（ベトナム中部、1995年）

も伝わってくるようである。

第2章 ｜ 下山順一郎と「生薬学」

　下山順一郎（1853-1912）は犬山藩士の家に生まれたが、維新後は東京大学の前身である南校、医学校を経て、明治10（1877）年に東京大学医学部製薬学科に入学した。彼はそこで、ランガルト A. Langgaard、マルチン G. Martin らや、柴田承桂、熊沢善庵、大井玄洞、飯盛挺造、勝山忠雄らによる教育を受け、卒業後母校に残った。下山は、明治13（1880）年助教授に昇任し、明治16（1883）年からは、ドイツストラスブルク大学のフリュッキゲル F. A. Flückiger 教授の下に留学、明治20

(1887) 年に帰国後、教授に昇任した。

　明治19 (1886) 年の学制改革により、新しく帝国大学となった医学部薬学科では、下山は生薬学、薬用植物学、製薬化学を、同僚の丹波敬三は衛生・裁判化学を、丹羽藤吉郎は有機化学と薬品分析学を担当した。その後、下山は著述や研究で実質的に生薬学を先導し、公私の役職も歴任して、薬学の興隆に心血を注いだが、明治45 (1912) 年に現役のまま急逝した。

1．下山編著の「生薬学」

　下山は、明治23 (1890) 年に「生薬学」を著した。既に紹介した大井玄洞の「生薬学」から10年後、大井・勝山の「改訂生薬学」からは3年後である。彼はまた、明治25 (1892) 年には「薬用植物学」も出版している。この2書は、その後生薬学領域の教科書として幾度も改訂され、版を重ねた。

1）「叙言」について

　下山編著の「生薬学」には、次のような彼の生薬学に対する「叙言」が記されてある。

①生薬学トハ何ソ、医療ノ目的ニ供用セラルル天産物ヲ論スルノ学ニシテ、専門薬学ノ各科中最モ緊要ノ位置ヲ領スル者ナリ。

②抑モ人類在テヨリ、已來其疾病苦患ヲ免レントスル天然ノ性情ハ、人類周辺ノ天産物ニ就テ治亜痾回生ノ効アルモノヲ発見セリ。是レ実ニ生薬学ノ由来スル所ニシテ、医学薬学全般ノ基始ト称スルモ不可ナラズ。秦漢羅馬ノ古昔ヨリ科学勃興ノ今日ニ至ル迄、厳然有要ノ一科トシテ、医理両大学科ノ間ニ介立スル者ハ、生薬学ヲ措テ他ニ類例アルヲ見ザルナリ。神農本草、プリニウス自然史ノ世ニ出テシヨリ後、現今森厳精密ノ Pharmakognosie ヲ講究シ得ルニ至レル

迄、学統脈々トシテ東西ニ絶エズ。

③欧州万有理学ノ隆興スルニ当ッテハ、動植金石ノ緒科及化学ノ一大部分ハ、我生薬学ヨリ支分シテ各々盛大ノ独立学科ヲ形成セリ。曩ニ生薬学ノ支流タリシ博物理化ノ諸学ハ、今復タビ其原泉ニ還注シテ、益々深渾ノ勢ヲ増大セシム。其関係亦奇ナラズヤ。

④人或ハ云ハン、今日化学ノ進歩ハ生薬有効分ノ抽出ニ躊躇セズ、且ツ人工ヲ以テ無数ノ良薬ヲ製出ス、生薬学ノ如キ復タ講究ノ価値ナシト。是レ所謂瞎視者ノ言ノミ。吐根、阿片、芰答里瓦、別刺敦那ノ如キ至貴至要ノ薬物ト雖トモ、或ハ有力成分ノ不明ナルモノアリ。或ハ化学成分ヲ以テ之レガ医効ヲ全表シ能ハサルモノアリ。其他第二流ノ生薬ニ至テハ、到底化学品ヲ以テ代用スルヲ得サルモノ、蓋シ数フルニ遑アラス。況ンヤ宇内ノ交通益々開ケ、近来東亜南米ノ退陬ヨリ医薬社会ニ現出スル新生薬ノ数、決シテ化学者ノ実験場ヨリ製出セラルル新化学薬ノ数ニ譲ヲサルニ於テオヤ。

⑤故ニ吾薬学ヲ専門トナスノ士ハ、甲ニ偏セス乙ニ倚ラ々ス、此生薬学ノ一科ノ如キ最モ精密ノ研究ヲ遂ケサル可カラス。本書ヲ刊行スルニ臨ミ、聊カ蕪言ヲ附シテ、後進者ノ注意ニ供ス。

　　明治二十二年十月　　　　　　　　　　下山順一郎　識

（一部当用漢字に変換。原文は段落なし。○附数字と段落設定は筆者）

以上の要点は以下のとおり。

①生薬学の定義と重要性：「生薬学とは何か。それは医療の目的に使われる天産物を論ずる学問であり、薬学の専門科目の中で最も重要な位置にあるものである。」

以下の②③④はその理由と説明。

②「人類は病を免れようとする天然の性があり、身の回りの天産物に

病を治す効果のあるものを発見した。これこそが生薬学の由来するところであり、医薬学全体の始まりである。この学は、秦、漢、ローマの昔から、科学の勃興した今日に至るまで、有用の一科目として、医学と理学の中間に位置しており、現在のような深く精緻な研究をすることができるようになるまで、この学問は脈々と続いてきた。」

③諸学の分化と生薬学への還流：「ヨーロッパで万物の理の学問が興隆するに当たっては、動物、植物、鉱物の科目や化学のかなりの部分は、我が生薬学より分かれて、それぞれが隆盛した独立の学科を形成することになった。今それらの諸学が、再びその原泉に還流してきて、生薬学は益々深みから渾々と湧き出る泉の勢いを増している。この関係は何とも不思議なことではないか。」

ここでいう当時の分化・独立した諸学とは、植物や動物の分類学、形態学と顕微鏡観察による解剖学、そして生薬成分の化学分析である。これらの知識は生薬学に還流し、原植物の系統だった理解や品質鑑別に利用されるようになった。

④「『今日化学の進歩によって生薬の有効成分が簡単に抽出され、また人工的に無数の良い薬が製造されつつある。生薬学のようなものは今さら研究する価値のないものだ』という人もあるが、これは明き盲の言にすぎない。トコン、アヘン、ジキタリス、ベラドンナなどの最重要な薬物であっても有効成分が不明なものがあり、その成分がその生薬の薬効のすべてを表していると言えないものもある。その他、化学薬品をもって代用することができない生薬は数えられないほどある。また、地球上の各地から新しく紹介される生薬の数は、化学の実験室からの新化学薬品の数にひけを取らない」

2）「例言」について

では、下山「生薬学」の内容はどのようなものであったのか。それを「例言」で見てみよう。その冒頭部分は、以下のとおりである。

　本書ハ、薬学生徒ヲシテ、生薬学講習ノ指導ヲ得セシムルノ目的ヲ以テ、著作セル者ナリ。而シテ生薬学ハ、方今植物自然分科ノ系統ニ憑拠シテ論述スル者アレトモ、仍ホ便宜ニ由リ植物部分ノ区別ニ拠ッテ生薬ヲ類別ス。即チ、本書ヲ上下二巻ニ分チ、更ニ上巻ヲ七章トナシ、隠花植物ノ生薬類・根類・球根類及葱根類・根茎類・木類・皮類及草卉類ヲ挙ゲ、下巻ニハ葉類・花類・果実類・種子類・護謨類・樹脂類等ノ各章ヲ論シ、最終ノ一章ニハ源ヲ動物界ニ資ル所ノ生薬類ヲ掲グ。(明治二十二年十一月)（一部当用漢字に変換）

　本書は、大井玄洞の「生薬学」にはあった総論、すなわち植物の造構論（解剖学）や動物と鉱物の概説などの一般論がなく、いきなり各論に入る。類別（章立て）は薬用部位による。ただし、各章の中は単子葉類から双子葉類へと自然分類に従った並びとなっている。この並びは、大井玄洞の「生薬学」と同じである。
　また、参考とした種本と記載の概要、収載生薬の基準などについて、以下のように示す。

　　本書ハ恩師フリュッキーゲル Flückiger 氏著述生薬学ヲ標準トシ傍ラマルメー Marme、ヨット・メルレル J. Moeller、ハーゲル Hager、マイエル Meyer 等諸氏ノ著書ヲ参照シテ纂著シタルモノナリ、其所説専ラ簡明ヲ主トシ各薬顕微鏡的構造ノ如キハ必要ノ場合ニ於テノミ之ヲ記載シ、成ルベク顕微鏡ヲ使用セズシテ、各生薬ヲ鑑定シウルノ注意ヲ施セリ。而シテ、本邦及支那ニ産スル生薬（即チ和漢薬）ニシテ日本薬局方ニ掲グルモノハ盡ク之ヲ記載シ、其佗薬局方規定ノ生薬ト親密ノ関係アル和漢薬類ハ、当該生薬ノ下ニ附記セリ。
　　本書ノ目的ハ、専ラ日本薬局方規定ノ生薬類ヲ論述スルニ在レトモ、新規ノ生薬類其他薬局方ニ挙ゲサルモ、目下尚ホ医薬ニ供用セ

ラルル者、或ハ工業上枢要ナル生薬類ハ、成ルベク之ヲ登載スルノ
注意ヲ取レリ。

　各生薬ニ対シ、其上欄ニ於テ獨英佛三国ノ通名ヲ掲グ。又人名ノ
右側ニハ―（傍）線、地名ニハ＝（二重傍）線ヲ附シ、傍ラ原字ヲ
記シテ、音読ノ誤謬ヲ避ケシム。且ツ化学成分中必要ナルモノニ
ハ、原名及記号ヲ附記セリ。（一部当用漢字に変換）

　ここで、「恩師フリュッキーゲル Flückiger 氏」とは、先に述べた彼の
留学先のストラスブルク大学のフリュッキゲル F. A. Flückiger 教授であ
る。フリュッキゲル Friedrich August Flückiger（1828–1894）はスイス生
まれの薬剤師、化学者、植物学者である。最初ベルリン大学で化学を修
め、ジュネーブ大学とハイデルベルク大学で植物学を学んだ。1870年
ベルン大学の准教授、1873年から1892年までストラスブルクの教授で
あった。彼は1853年から66年までスイス薬剤師協会の会長を務めた。
彼の科学論文は約300編、化学と生薬学に大きな足跡を残した。また、
薬学史研究のパイオニアでもあったという。

　本書において、「日本薬局方」に収載されている和漢薬はすべて採り
上げたとしているが、やはり当時の局方記載の正品は西洋生薬であり、
和漢薬は代用品的な扱いとして附記されている。このような扱いは、既
に紹介した大井・勝山の「生薬学」と同様である。

「例言」の最後は、植物学的な疑問があれば、下山著の「薬用植物学」
や丹波敬三・高橋秀松・柴田承桂の「普通植物学」のような植物書で質
してほしいと、次のように記している。

　各章生薬類ノ首メニハ、各々其普通ノ標徴ヲ概論セリト雖トモ、
本書ノ目的ハ素ヨリ簡明ヲ主トスルガ故ニ、其意義ヲ曲盡セサル
ノ点ナキニアラス。読者若シ植物学上ノ疑点アラバ、下山ノ薬用植
物学・丹波・高橋・柴田三氏ノ普通植物学等ノ如キ、植物書ニ就イ
テ之ヲ質スベシ（明治二十二年十一月）。（一部当用漢字に変換）

2．改正増補「生薬学」第二版について

　下山の改正増補「生薬学」の第二版は明治25年に出版された。その変更点について、緒言には以下のように記されている。

　　本版ニ於テハ、全編周密ノ改訂ヲ施シタル上、ラミナリア・ラクムス・アンゲリカ根・白芷・オノニス根・ラタニア根・さいはい蘭（本邦産サレップ）・ヒドラスチス根・黄連・莨菪・アルニカ根・ヤラヤ皮・カスカラサグラダ・メリロート草・センタウリウム草・当薬・チームス草・セルロピルルム草等ノ新條ヲ補入シ、又改正日本薬局方ニ適応スルノ注意ヲ施シ、新図画ヲ増加シ、益々此学ヲ講究スルノ便宜ヲ与ヘンコトニ注意セリ（明治二十五年二月）。（一部当用漢字に変換）

　第二版では、全般的な改訂をした上に、日本薬局方の改正に沿うよう新たにラミナリアほかの生薬を追加し、図版も増やしたという。この序文中に、カタカナ表記の西洋生薬13のほか、白芷・黄連・莨菪・当薬の和漢薬が記されてある。

　加えて、「さいはい蘭（本邦産サレップ）」を挙げる。サレップは西洋生薬を特徴づけるもののひとつで、其の基原は小アジアからヨーロッパ中部に分布するラン科のハクサンチドリ *Orchis* 属植物の球茎である。多量の粘液を含み、胃腸カタルなどに用いられる。トルコでは強壮薬として、また独特な粘りのあるアイスクリームを作るのにも用いられる（図2-7）。一方サイハイランは、属が全く違う *Cremastra appendiculata* である。わが国の山野の陰地に自生する多年生草本で、球茎は粘液を多量に含有し、民間薬としてサレップとよく似た使い方をされることから、その代用とされた。

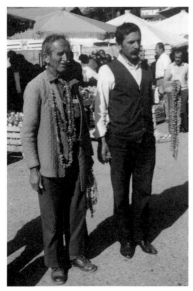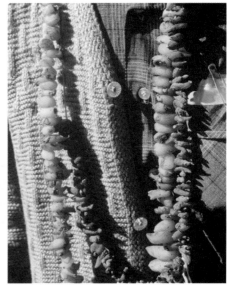

図2-7　サレップ売り
(Bayburt トルコ、1986)

3. 第四版の「和漢薬略目」について

　下山「生薬学」の訂正第四版は明治29年10月の出版である。この版
では新たに和漢薬のリストである「略目」が設けられた。

　　本版ニ於テハ、全書ノ体裁ヲ改良シテ頁面ヲ拡大シ、文字図式ヲ
　　シテ一層鮮明ナラシメ、以テ益々講習本タルノ効果ヲ完ウセンコト
　　ヲ期シ、又巻尾ニ於テハ和漢薬ノ略目ヲ附シテ、本邦ニ於ケル生薬
　　学ノ区域ヲ開拓スルノ端緒ヲ示セリ（明治二十九年十月）。（一部当
　　用漢字に変換）

　また、その「略目」のところには次のような前書きが付されてある。

　本邦ニ於ケル生薬学ハ、旧来日本ニ行ハレタル和漢薬ノ首要ナル
モノヲ併論スルニ非サレバ、其能事畢竟レリト認ム可カラズ。著者
ハ夙トニ自己及他人ノ手ニ成レル和漢薬研究ノ結果ヲ蒐集シテ、特
ニ和漢生薬学ノ一篇ヲ著スノ業ニ着手シタレトモ、未タ之ヲ世ニ公
ニスルノ機会ニ達セズ。依テ茲ニ先ツ医科大学助手澤田駒次郎君ノ
筆録セル略目ヲ掲ケテ、初学者ノ指鍼ニ供セントス。（一部当用漢
字に変換）

　ここで下山は、これまで述べてきた西欧流の「生薬学」とは別に、伝
統的な和漢薬に関する著作にも取りかかっていることを記している。明
治36年11月発行の改訂第六版の末尾に、「続出」として「和漢生薬学全
二冊」の案内があるが、この著作は未刊のままで終わったようである。

4. 下山「生薬学」の「叙言」から──

　下山は、「叙言」の③では生薬学が諸科学の源であり、一旦分かれた
学の知識が還流して、生薬学も深化、精密のものとなるという見方を示
している。その視点からすれば、分化独立した分野の知識の還流はその
後も続いてきているといえるであろう。植物成分の化学から独立した天
然物化学の知識が、化学分類学 chemotaxonomy として植物成分と系統
分類の関係を探ることに活用され、植物二次代謝成分の生合成研究の知
識は薬用成分のバイオ生産や開発研究の基礎知識となった。そして現在
では、薬理学や臨床の知識が漢方薬物の理解に大きく寄与するようにな
り、研究領域にさらなる幅と深さを与えてきている。
　また、同じ「叙言」の④にあるような「化学の進歩で生薬学は不要に
なる」といった類いの意見は、生薬から有効成分が取り出され、それら
が合成されれば、全て合成品に取って代わるはずだという考えである。
化学者は、どんな化合物も作り出すことができるという自負を持ってい
るからであろうが、小生も直に同様の言葉を耳にしたことがある。下山

の反論は、当時ようやく本格的な成分研究ができるようになった生薬学の立場からであったが、今日的な視点からいえば、天然物化学や機器分析、薬理学等の進歩により、数多くの情報が積み上がってきているが、研究し尽くされた、と言えるような生薬は一つもないというのが、生薬を研究する者の意見である。それは、第一部でも述べたように、生薬、特に伝統医学に使われる生薬は、そのままが一つの薬物であるからである。そして、その一つの生薬にも数百、数千の成分が含まれていて、それらを複雑系の生物体（人間）に投与したときの反応が、生薬の効果として知られているものである。

　下山に限らず、生薬学者は、先人の経験知が正しく理解され評価されて、医療の現場で十分に活用されることを願っている。

5．大井玄洞と下山順一郎

　大井は安政2（1855）年生まれ、下山は嘉永6（1853）年生まれで、大井の方が2歳年下である。

　大井と下山の関係については、浅野正義氏が「薬史学雑誌」16巻（1981）に、ある推論をされている。

　外国からの学問を取り入れるのに急な時代は外国語にすぐれている者は非常に有利であったが、或る程度の年数がたつにつれ外国語を修得しそれぞれの専門の学問を修めた者が続出してくると単に外国語だけで専門の知識を伴わない者は学問の世界ではだんだんに活躍の場が狭くなるのではないか。東大時代に下山・丹波が卒業する前に辞表を出したのも、本科学生である下山・丹波を直接教える機会はなかったと想像されるが、大井は明治10年以前から助教であり、その年に両者が学生として入学し卒業と同時に助教になることを大井は見ぬいていたのではないかと想像される。

　図2-8は、明治22（1890）年12月の私立薬学校（東京薬科大学の前身にあたる）の第2回卒業式の記念写真に収まった、大井、下山、丹波の

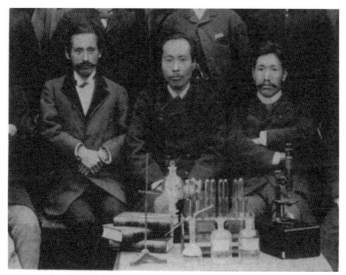

図2-8　明治22年12月、私立薬学校第２回卒業式より
左から、大井玄洞、下山順一郎、丹波敬三

３名である。その当時、すでに大井は東京大学を辞して、陸軍省に入り陸軍医学校の教官で、私立薬学校の前身の東京薬学校の校長をしていたという。一方、下山はすでに東京大学教授であり、私立薬学校の校長でもあった。また、丹波敬三は、1917年に私立薬学校の後継の東京薬学専門学校の校長となった。

第3章　二つの軍局方

明治時代をむかえた時、わが国の近代化には軍事力の強化も大きな課題であった。陸海軍の整備は急を要したが、それには軍医学も含まれていた。戦時においては、多数の傷病者が集中して発生する事態に対処しなければならない。そこで、必要な薬材を迅速かつ的確に調整しうる策として、予め一定範囲の処方についてその処方内容を定めておくとい

う、院内約束処方のやり方が採用された。

　この考えが形になったものが軍医寮局方である。維新後間もない明治4（1871）年に、陸軍軍医寮は「軍医寮局方」一巻を、また翌明治5（1872）年には、海軍軍医寮が「海軍軍医寮薬局方」一巻を発行した。これらの両局方は、ともに製剤を中心に収載したもので、ポケットに入れて携行できるサイズのものである。

1.「軍医寮局方」[1)]

　本書は明治4（1871）年に「石黒忠悳　鈔録、宮地善春　校合」で出版された。武田科学振興財団杏雨書屋所蔵の本書は、和装本で、縦11.2×横7.8×厚さ1.0 cm の小冊子である。表紙の題箋には「軍醫寮局方」とあり、内題、巻主題、版心題ともに「軍醫寮局方」である。
　巻頭の「緒言」には、

　　　此編ハ軍醫寮薬局ノ製剤殊ニ日々多用スル所ノ品而己ヲ抄録シ、製剤ト共ニ各隊屯営医局エ頒チ、用量ニ過及不及ナカランコトヲ要ス。而シテ稀ニ用ユル所ノ製剤ハ之ヲ省ク。（一部当用漢字）

と、軍医寮薬局が日々多用する薬品と製剤とを主に抄録するものであると明示している。
　また、

　　　本編所載ノ方ハ、多ク英国局方幷ニ阿蘭局法ニ拠ル、モシ英国局法全部ヲ閲サント欲セバ、石井文部中教授ノ訳稿アリ、宜ク就テ見ル可シ。

と、本局方がイギリスおよびオランダ薬局方から、軍用として使用頻度が高いものを抽出したものであり、イギリス薬局方については訳稿が

あるので見られると記している。

　本局方に収載された製剤の概要は次のとおりである。

　　丁幾剤（亜児箇爾ほか43剤）、酒剤（吐根酒ほか5剤）、水剤
　（黄汞水ほか14剤）、煎剤（キナ煎ほか8剤）、浸剤（カミルレ浸ほ
　か14剤）、酸類（稀硫酸、稀硝酸、燐酸、稀塩酸、稀硝塩酸、香鼠
　硫酸）、精剤（ミンデレリ精ほか8剤）、散剤（香竄石粉散ほか3
　剤）、膏薬部（水銀軟膏ほか10剤）、舎利別幷里謨那垤類（単舎利
　別ほか4剤）、外布剤（ハルサムヲボテルドフほか4剤）、肉茶及肉
　羹兼汁（牛肉羹汁、牛肉汁）、浣腸剤（緩和浣腸方ほか3剤）。（一
　部当用漢字）

　製剤の総数は130種類になるが、ルビを振ってある丁幾剤、亜児箇
爾、里謨那垤のように、音読みそのまま漢字の当て字をしているもの
は、伝統医学では見られなかった剤形である。各製剤の記述はおよそ製
法と用量に限られる。チンキ剤、酒剤、水剤、煎剤、浸剤の多くには、
生薬を主薬とするものが多数みられ、当時は有機化学が急速に成果を挙
げつつあった時代とはいえ、まだ化合物の薬品は限られていたことがわ
かる。

2.「海軍軍医寮薬局方」[2]

　一方、「海軍軍医寮薬局方」は明治5（1872）年に出版された。縦
12.3×横8.6×厚さ1.1cmの小冊子、計187葉の和装本である。表紙題
箋には「薬局方　全」、見返しには「奥山虎炳閲　前田清則訳補、『官版
薬局方』海軍軍醫寮」とあり、巻主題は「海軍軍醫寮薬局方目次」、版
心題は「薬局方　海軍軍醫寮」、巻尾題は「海軍軍醫寮薬局方」で、「海
軍軍醫寮薬局方」と通称される。

　本書の内容は、目次の順に以下のとおりである（カッコ内は剤数）。

浸剤之部（34剤）、煎剤之部（19）、丁幾剤之部（65）、酒剤之部（10）、精剤之部（16）、水剤之部（25）、希酸類（8）、醋並密類（6）、舎利別並里謨奈埀（16）、丸剤之部（11）、散剤之部（10）、錠剤之部（10）、昆設兒漿並乳剤之部（12）、塗擦剤之部（17）、軟膏之部（27）、硬膏之部（10）、浣腸剤之部（12）、坐薬之部（4）、薬湯（7）、巴布類（5）、肉羹汁・鶏子酎及米汁（5）、元質類（10）、塩類（27）、鉱属（36）、酸類（7）、越幾斯類（29）、油類（7）、植物類（41）、樹脂草汁之類（21）、動物類（7）、土質及非鉱元質之類（5）。（一部当用漢字）

　但し、肉羹汁・鶏子酎及米汁までの329品目については、それぞれに製法と用法（用量）に加えて、主効（薬効）が記されていて、薬の知識がないものにとっても便利である。また、元質類より後は薬品名と用量が列挙されてあるのみである。

　植物類は以下のとおりである。

　番椒、益智、幾那皮、桂皮、格倫僕（コロンボ）、泊芙藍（サフラン）、篳澄茄（クベバ）、實芰多里斯（ジキタリス）、麦奴（エルゴット）、没食子（ゴールス）、健質亜那（ゲンチアナ）、甘草（グリシルリザ）、石榴皮（グラナチー）、癒瘡木（グアイアコム）、吐根（ヤ）、薬刺巴（ラパ）、コスソ、忽布（ホップ）、刺達尼（カラメリア）、瑞香皮（メゼレウム）、ロベリア、マチコ、黙栗薩（メリッサ）、肉荳蔲、胡椒、大黄、迷迭香（ロスマリヌス）、芸香（ヘンルータ）、薩毘那（サビナ）、水楊皮、海葱、遠志（セネガ）、摂兒扁太里亜根（セルペンタリア）、失麻兒抜木（シマルバ）、曼荼羅子及葉、番木鼈（ホミカ）、篤兒（トル）綿秩兒刺（メンチュラ）、烏華烏兒失葉（ウハウルシ）、纈草（バレリアナ）、干姜、喝囉嘶（コロシント）。

　これらはわずか41品目に過ぎないが、当時すでにヨーロッパでは世界各地からの重要な薬物が輸入され、使用されていたことが分かる。以下に、この中から今では比較的馴染みが薄いと思われるものを少し紹介したい。

3．ヨーロッパの伝統薬草

1）**メゼレウム mesereum**：ジンチョウゲ科のセイヨウオニシバリ *Mesereum officinalis*（＝ *Daphne mesereum*）で、本植物はヨーロッパに広く分布する落葉性の低木である。鮮やかな赤い漿果にはダフネトキシン daphnetoxin が含まれ有毒である。樹皮 mezereon bark を慢性皮膚病、リウマチ、痛風に、刺激性発泡剤として外用する。ディオスコリデスは、*Daphne* の一種の効能として、葉は辛く、服用すると腹部の粘液質を排出させ、嘔吐を引き起こし、月経を誘発する。実は便通を促すと記している。筆者らが調査したトルコでは、近縁の *Daphne oleoides* を民間薬として、葉を腹痛、リウマチ、腫物に、根をマラリアに用いていた。

2）**サビナ sabina**：ビャクシン科の潅木 *Juniperus sabina* で、スペインから中央アジアまで、ヨーロッパ中南部では山岳地帯を中心に、広範囲に分布する。多くの栽培品種があり、庭や公園にも植えられる。枝葉は精油を含み、外用刺激薬、通経、堕胎薬としても使われた。ディオスコリデスは *Juniperus* の葉をパップ剤とし、潰瘍を抑制し、各種の炎症を和らげるのに用い、蜂蜜と練ったパップ剤はシミ取り、悪性の吹き出物を散らす。またブドウ酒とともに服用すれば血尿を排出、胎児を娩出させるという。プリニウスは、*Juniperus* には2種類があり、乳香の代用になる。2倍量でケイヒ cinnamon と同様の効果が期待でき、腫物、潰瘍、座薬で死んだ胎児を排出させる、ブドウ酒と飲めば黄疸、丹毒に良いとする。

3）**トルメンチュラ tormentilla**：バラ科のキジムシロ *Potentilla* の仲間、オオヘビイチゴ *P. electa*（＝ *P. tormentilla* ＝ *Tormenilla officinalis*）で、同属植物はヨーロッパには数百種がある。根を収斂、止瀉、止血薬とする。タンニンを多量に含み、皮なめしや赤色染料に用いられた。口腔咳嗽薬でもある。ディオスコリデスや

プリニウスでも、赤い根の *Potentilla* を多くの用途に用いている。根の煎じ汁は歯痛を和らげ、口内潰瘍を抑え歯と歯茎を丈夫に、うがいすれば気管のざらつきを抑え、服用すると、下痢、関節炎、坐骨神経痛に効果がある。蠍毒ほか一般的な解毒剤で、外用すれば潰瘍、浮腫、傷などの炎症性の症状に効くとしている。トルコのシノップ県では、*P. reptans* の地上部を民間薬として、腫物、丹毒、リウマチの痛みに外用していた。

4．アフリカ大陸由来のもの

1）**コロンボ**：原植物はツヅラフジ科のつる性植物 *Jateorhiza columba*（＝ *J. palmata*）。アフリカ東岸のモザンピークやタンザニアの原産とされ、マダガスカル島などでも栽培される。塊根はコロンボ根 Columbae Radix とされる。イソキノリン系アルカロイドのパルマチン palmatine、ヤトロリジン jatrorrhizine、コロンバミン columbamine などを含む。また苦味の元はジテルペンラクトンである。下痢、赤痢、胃弱による消化不良、食欲不振などに、苦味健胃薬として用いられる。17世紀後半にポルトガル人によりヨーロッパにもたらされたとされ、わが国でも家庭薬原料とされる。

2）**コソ**：原植物はバラ科のコソノキ *Hagenia abyssinica*。エチオピアからジンバブエ、ザンビアにかけて分布、高木になる。咲き終わった雌花をコソ花 Koso Flos とし条虫駆除薬とする。有効成分はフロログルシン誘導体で、コソトキシン kosotoxin ほかが知られている。

5．新大陸、北米・南米由来のもの

1）**カラメリア krameria**：南米原産のハマビシ目クラメリア科の

低木で、原植物は *Krameria lappacea*（= *K. triandra*）および *K. argentea* ほかがある。前者はペルー、ボリビア、後者はブラジルほかに分布。カラメリア krameria あるいはラタニア根 rhatanay root と称して、止瀉薬とする。タンニンおよびラタニア・レッドと称される赤色色素を含む。

2）**マチコ matico**：南米熱帯雨林の原産、コショウ科のマチコ *Piper angustifolium*（= *P. aduncum*）が原植物である。葉を収斂、止血、消毒に、また泌尿器系の炎症に用いる。フラボノイド、テルペノイド、アルカロイドほか多様な成分が知られている。マチコ葉にはモノテルペン、フェニルプロパノイド系の精油を含み、芳香性の興奮剤となる。

3）**グアイアコム guaiacum**：原植物はハマビシ科の *Guaiacum officinale*、*G. sanctum* などである。ジャマイカなどカリブ海諸島、熱帯アメリカに産する。材は非常に硬く、水に沈む。樹脂はグアイオール guaiol、グアイアズレン guaiazulene などを含み、グアイアズレンは抗炎症作用をもつ。咳嗽用、リウマチなどの慢性の関節痛に用いる。

4）**シマルバ simaruba**：原植物 *Simarouba amara*（= *Quassia simarouba*）はニガキ科に属し、カリブ海諸島の原産。薬用にする根皮は苦く、樹枝状物質のカッシン quassin による。精油は安息香様の芳香がある。赤痢をはじめとする下痢に用いられる。

5）**セルペンタリア serpentaria**：北アメリカ原産のウマノスズクサ科植物、テキサスウマノスズクサ *Aristolochia serpentaria* の地下部をセルペンタリア根と称し、かつては皮膚、循環器、腎臓の病に使用されていた。精油にはボルネオール borneol を含むほか、苦味成分アリストロキア酸を含む。旧大陸には *A. serpentaria* そのものはない。ディオスコリデスの薬物誌には同属のもの数種類を挙げる。丸葉の *Aristolochia* は芳香を有し、産後の肥立ちをよくする。長葉のものは苦味があり悪臭があり、蛇の咬み傷に効果

がある。また、服用あるいは膣座薬とすれば堕胎作用がある。そのほか、喘息、くる病、悪寒、脾臓の病、ヘルニア、痙攣、脇腹の痛みに効くとする。また、プリニウスも数種類の *Aristolochia* を挙げ、多くの薬効を記す。蛇毒やそれ以外の毒にも効果があり、捻挫、打撲、種子は腹膜炎、筋肉痛、歯と歯茎を丈夫にし、胃の不調、不眠症に、また痔瘻に座薬として、月経、後産を促す効果があるとする。

6. 軍局方から日本薬局方へ

　明治初期に輸入された医薬品は、粗悪品や贋造品が極めて多く、政府は各地に司薬場を設けてその取り締まりを行ったが、その実はなかなか上がらなかったという。ようやく統一した基準となる第一版の「日本薬局方」が制定されたのは、明治19（1886）年であった。二つの軍医寮局方が作られてから10年以上後のことである。

　軍医寮の両「局方」は、不慣れな者にも確実に役立つようにという現場を強く意識した処方集であり、これは北宋の時代（1100年頃）の「和剤局方」を連想させる。もちろん「日本薬局方」は医薬品の規格基準書であり、同じ「局方」といっても、いささか性格は違っている。

参考文献

1）石黒忠悳『軍医寮局方』書林島村屋利助（杏雨書屋、研1970）、明治4（1871）年
2）前田清則編譯『海軍軍医寮薬局方』海軍軍医寮（杏雨書屋、杏4825）、明治5（1872）年

第三部　江戸前期の本草学から

　江戸時代になって世の中が落ち着いてくると、さまざまな分野で日本的な発達・発展が見られるようになった。この江戸前期の本草学は、当初は「本草綱目」をはじめとする中国本草の学習から始まったが、次第にわが国の知識を盛り込んだ自前の歩みも顕著となった。

第1章　遠藤元理と「本草辨疑」

　高橋真太郎氏は、「明治前日本薬物学史」の中で、「室町時代末葉の頃より江戸時代において急速な地方分権制の崩壊と貨幣経済の発達によって、薬物を医療に用いる医家と、薬物を生産調製し、あるいは製剤を生産販売する薬舗の職業的分化を生じ、更に薬舗の内にも大なる資本と組織を擁して外国貿易により、ないし内地産の薬物を買い付け、之を販売することを専業とする薬種仲間と、これを製剤にして発売あるいは医家の求めに応じて剉刻して調剤することを目的として市井で開業する成薬店を発生せしめた」とし、成薬店については、「薬物そのものを生産的な面で取り扱うためにはより進歩した、かつ正確な博物学上の知識を必要としたし、本草が新たに物産学（商品学）としての知識を豊富にすることは、時代の要望としても必然なものであった。」と記している。[1]

　遠藤元理は、その成薬店の店主であった。彼は、天和元（1681）年その知識を「本草辨疑」に著したが、清水藤太郎氏は、この書について、「薬業家の著述であるから、全編に多くの実際的技術的所見あり、最も科学的知識に富む日本中心の薬物書であって、当時の薬物を知るに最も重要なる著述である。この書はその後に於ける類書の淵源となった」と述べている。[2]

　本章では、この遠藤元理の「本草辨疑」に焦点を当ててみたい。

1. 木薬屋・遠藤元理

「重宝記（調法記、調方記）」は、日常生活の実用書として常用されてきた書物で、江戸時代以降に数多くが残されている。その種類は毎日の家庭生活の必要事項を記した日用の事典から、礼儀作法や慣習、医術・薬物、農業、商業、地誌などあらゆる分野にわたっている。

元禄5（1692）年刊の「萬買物調方記」は、その名のとおり買物案内で、主に京都、江戸、大坂を中心として、諸国の当時のよく知られた職人や商店などを場所とともに記したもので、旅行者などが買いたい物を求め易く案内したものである。その「京ニテ木薬屋」の項中に、遠藤出羽の名が記されてある（図3-1）。

　　京ニテ木薬屋
　　　二条通寺町より西ことごとく有
　　　中立売　　　　　　こうぐや播磨
　　　烏丸姉小路上ル　　いづつや傳右エ門
　　同製薬屋
　　　御幸町姉小路上ル　遠藤出羽　（以下略）

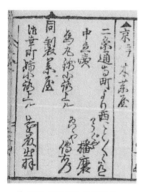 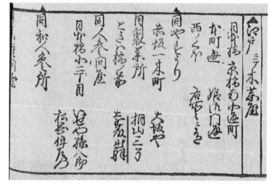

　　１）京ニテ木薬屋　　　　　　　２）江戸ニテ木薬屋
　　　　図3-1　萬買物調方記に見られる「遠藤出羽」（傍線部）

　また続く「江戸ニテ木薬屋」ついても、「同製薬所」として、「ときハ橋ノ前　遠藤出羽」とある。遠藤元理の「本草辨疑」が刊行されたのが天和元（1681）年であるから、「萬買物調方記」が刊行された元禄5（1692）年、つまり遅くとも11年後には江戸で別な店（支店）も出していたということになる。

　元理は「本草辨疑」の最後にも自ら「製薬屋　遠藤出羽掾」と記しているように、出版時にはすでに朝廷から「出羽掾」という官職を与えられていた。ちなみに「掾」について、元では律令国司の官職の三等官を指していたが、後世になると、朝廷に出入りの職能の商人や芸人などに与えられるようになったという。当時の遠藤元理もそのような人物だったと思われる。

2.「本草辨疑」について

「本草辨疑」は縦約14cm、横約20cmの横長の小本で5巻からなる。本書には黒川道祐と坂波蘭齋による序文があるが、古本として見られるものには、道祐の序文のみのもの、蘭齋の序文のみ附されてあるもの、両方が揃っているものがある。しかし、調べ得た限りにおいて、本文はすべてが同じであり、同一の版木から幾度も刷られたものと思われる。

　この書には、題名のほか、章立て、薬物の名称や番号などに、書物として不備の点も多々見受けられる。

　題名は、外題はすべてが「本草辨疑」であり、内題も「本草辨疑」である。但し、各論の見出しには一部で「本草薬辨」の名も使われている。また、本文159葉のうち版心のおよそ3分の2が「本草薬辨」となっている。このことから、遠藤元理は当初は「本草薬辨」という書名を考えていたが、途中で「本草辨疑」に変更したのではないかと考えられる。

3.「本草辨疑」の構成

「本草辨疑」は全200葉にも満たないが、5巻に分けられた構成は次の
とおりである。

1. 序
2. 目録
3. 附録
4. 本草辨疑　巻1　21種
5. 本草辨疑　巻2　48種
6. 本草辨疑　巻3　48種
7. 本草辨疑　巻4　48種
8. 本草辨疑　巻5　和薬15種、異国産17種

　2、3は本書の要約ともいえる部分で、4〜8の「本草辨疑」巻1〜
5が各論の部分である。また、4〜7の巻1〜4が漢方用薬、8の巻5
では和薬15種、異国産17種が挙げられ、それらに続いて、鉄器を忌む
薬の弁、唐和の薬、求め難き薬を貴ぶこと、煎熬、修治、採取、薬舗、
医家、子孫に示す、従僕に示す、の10項目が付則されている。
　本書中の薬物については、漢方用薬はおよそ170種を数えるが、この
附録に挙げられるものと各論記載のものとは一致しない。また、現在わ
が国で繁用されるものとも少なからず異なっている。

4.「本草辨疑」の二つの序文

「本草辨疑」には黒川道祐と坂波蘭斎の二人の序文がある。黒川道祐は
林羅山の門人で医学も修めた人であるが、近世の京都案内の「雍州府
志」を著したことでよく知られている。坂波蘭斎についてはよくわから
ない。

1）黒川道祐の序文

　道祐の序は漢文体で、25行189字ある。冒頭から一部を読み下し文で紹介すると、

　　夫れ物に善悪有り、人に真贋あり、是れ世の常なり。善悪真贋其の繋る所甚だ重くして、至て撰ぶ者の薬品是なり。洛下の薬舗遠藤元理薬を知る也、至て明に品を撰ぶ也、至て精し遂に法製人の求めに応ず。世に成薬店の始めと称す。頃ろ書を作て予に示す。開てこれを見れば、則ち一薬毎に倭漢を分ち、善悪を弁じ、真偽を撰ぶ。其の論以て之を取るに足れり。予が一語其の首して弁めんことを請う。（後略）

　と、「成薬店を始めた遠藤元理が、和漢、善悪、真偽の選択について書いたものを見せて、予（道祐）にその書の序文の要請をしてきた。治療にあたる者としても、多くの医家の助けとなることをよしとして、序を書いて役目を果たす」と記している。

　延宝9年は1681年であるが、同年9月には天和に改元されている。「本草辨疑」の発刊はその年の天和元年11月であり、この序が書かれたのは秋とあるから改元前の秋のはじめということであろう。また病夫とあり、この時何らかの病を患っていたようである。道祐はおよそ10年後の元禄4（1691）年11月4日に没している。彼の「雍州府志」はこの間の貞享3（1686）年に刊行されている。

2）坂波蘭斎の序文

　一方、坂波蘭斎の序は、「延宝辛酉之秋」とあるから、黒川道祐の序と同じく、天和に改元される直前の1681年9月頃には書かれたものと思われる。

　こちらも漢文体であるが、47行415字で、黒川道祐の序の倍以上ある。

神農氏始めて百草を嘗めて、始めて医薬有り。是に於て神農本草
　　経有り。数周天に応ず。その後陶蘇李韓継いで益す。唐慎微千五百
　　種を益す。李時珍が補遺に至て、集めて大成す。名品悉く備る。

　と本草の歴史から始め、「天地は万物を生じ、陰陽五行の気が運行し
て様々なものに変化し、それぞれの特性を備えた。それらには、寒熱温
涼の四気があり、酸鹹甘苦辛の五味がある。陰干暴乾の調整、採集時期
や栽培の年月、生か熟か、産地、真偽陳新を撰び、それらに精通するも
のが良医である。また、遠藤元理は成薬を商って薬物に精通しており、
弁別について『本草辨疑』に著したが、その五巻は理解を尽くせるよう
話し言葉を用いている」と続ける。また、

　　　疾の之恃む所の者は医、医の之恃む所の者は薬之也。然れば則修
　　治は薬の恃む所也。(中略) 伝に日く工其の事を善くせんと欲せば
　　必ず先ず其の器を利す。医の薬に於る猶工の器に於けるがごとき
　　乎。

　と、「病気になれば頼みは医者で、医者の頼みは薬である。薬はまた
修治を必要とする。匠は良い仕事をしようとすればまず工具を整える。
医者と薬の関係も匠と工具の関係と同じようなものである」と記してい
る。
　このように、蘭斎は医と薬の関係を工と器 (道具) の関係に喩えてい
るが、後年の享保14 (1729) 年刊、香川修徳の「一本堂薬選」の序に
も、下記のようなよく似た文章がある。

　　　工其事を善くせんと欲すれば必先其器を利す。確乎たる聖人の言
　　なる也。器利なら不して善く其事を成す者古今未だ之有らざる也。
　　医善く治せんと欲すれば必先薬を撰ぶ。(中略) 薬選弁せずして疾
　　癒ることを望む者は医の粗也。医唯善く本草を読みて薬の美悪真偽

　新陳と和華の同異土産の宜否とを精撰弁識するを以て最要の務と為す。(後略)

　坂波蘭斎が何者であったかは不明であるが、彼の序文から医学を修めていたことは想像に難くない。蘭斎という名前と、当時はまだあまり一般的ではなかったであろう異国産のものが「本草辨疑」に15種も紹介されていることなどを併せ考えると、南蛮医学に通じた者の可能性も考えられるかもしれない。

5．目録および附録について

　二人の序文に続く目録および附録は、本書の内容の要約ともいえるものである。目録の各条では精、粗、真偽、品質など、薬家が扱いに注意すべき項目と、それにあたる薬物の数を示し、続く附録では具体的な薬物名を挙げ、一部は個々に小字で簡明な注釈を付し、また一部は各条全体の説明文を後記している。

　目録は以下の如く、23項目に分けられてある。ただし、この目録にある薬物の数と次項の附録各条にある薬物の数は必ずしも一致しない。( ) 内は附録各条に記された薬物の実数である。

　一、和薬精粗を撰ぶ可き者有　凡三十七種（36）
　二、唐薬精粗を撰ぶ可き者有　凡六十種（59）
　三、和薬精粗無者有　凡百七種
　四、唐薬精粗無者有　凡五十三種（55）
　五、和薬真を誤り乱る者有　凡三十七種
　六、唐薬真を誤り乱る者有　凡二十種
　七、唐和共に有て和に宜しき者有　凡七種
　八、唐和共に有て唐に宜しき者有　凡二十六種
　九、唐和共に用ゆ可者有　凡十一種

十、唐和共に用ゆ可から不る者有　凡二種

十一、真偽を分別し難き者有　凡三十九種（36）

十二、混じて差別せ不る者有　凡十種

十三、品類多き者有　凡四十八種（49）

十四、自ら採り用ゆ可き者有　凡二十一種（24）

十五、形容を飾って性力を損する者有　凡五種

十六、形容を撰んで性力を撰ば不る者有　凡三種

十七、斤両を増すことを要して性力を損する者有　凡十種

十八、斤両を増さんが為に物を交ゆる者有　凡十一種

十九、新に採る時半ば製すべき者有　凡五種

二十、蛀くい易きもの有　凡三十種（34）

二十一、月を経て損し易き者有　凡十八種

二十二、分明なら不る者有　凡五種（4）

二十三、本朝に古へあって今無き者有　凡七十七種（72）

6. 附録の説明文

　目録の各条の具体例を示す附録は、項目によっては、薬物毎に小字で簡略に説明を付し、あるいは全体的な説明文を追加している。

　次に、選品の知識について要点が付された第一条と第二条を挙げる。

一、和薬精粗を撰ぶ可き者有

　金箔　俗に曰ふ仏師は上　　　軽粉　京焼は上伊勢は之に次ぐ

　鍾乳　乳頭を用ふべし　　　　黄丹　土黄色の者は之に非ず

　磁石　能く鉄を吸ふ者は上少し吸勢の者は中

　硫黄　鷹の目は上鵜の目は之に次火口又之に次黒は下

　黄連　大者良細者は下　　　　牡丹　大者良

　香附　俗に云山出は良末する者鉄を犯す用いる不可

　沢蘭　古き者の多し

紫蘇　同上（沢蘭と同じ）面背共に紫の者可也

菊花　黄白色家園山に生す共に用ゆ野菊を用いる不可

白朮　俗に云ふ蒼朮は是白朮也柔は良し

川芎　山城大和丹後は良肥後豊後最下

芍薬　信州は上他国の産は下

地黄　大の者は上灰色者は腐壊性損なり

牛膝　大長潤沢者は上　　　　　沢瀉　越後の軽虚は上丹波堅実下

山薬　自然生は良作成者下

紅花　俗に云薬紅花は用いる不可新色不損の者は良

茵陳　葉細く糸の如

青蒿　二共（茵陳青蒿ともに）自採し之を用いる可

麦門冬　大粒にして色白潤者良　半夏　大粒色白上

神麴　修合之法大に誤

瓜樓仁　俗に云奴女は真也玉章は王瓜也

枳実　臭橘多く小にして堅不真

山梔子　俗に云薬山梔は用いる不可色損は不良

杏仁　丸く尖る者の良多く梅仁を混ず

桃仁　扁長の者は真也二共（杏仁と桃仁）二両仁者は用いる不可

松脂　乳頭の者良

茯苓　肉の中白く堅実の者は上赤者軽虚者下

真珠　伊勢は真也尾張は偽也

白丁香　諸鳥の屎多し自採用ゆ可し

熊胆　黄に極めて光黒潤沢なる者真也濁者偽

鹿茸　柔なる者良堅は下最も小なる者尾多極て見分難し

二、唐薬精粗を撰ぶ可き者有

炉甘石　色白軽者良色黒重者下

雌黄　金色薄片者真今有者は藤黄也

雄黄　色赤真砂の如き真色黄石夾真に非

辰砂　透明大塊上

陽起石　形箭簇如く色白光る者真

禹余粮　石中有弾丸の如円者之を採用ゆ可

蓬砂　透明の者服に用ゆ油濁者銲に用ゆ

明礬　白者は上黒は不用

緑礬　色青は上赤は次

甘草　太堅重色黄者上軽虚色黒者下

黄耆　色黄に柔大者上

人参　大長堅重実潤上人の形如者極品

胆礬　焼て汁を成す者は偽汁無もの真

白朮　形鼓搥が如き者上片朮次

巴戟　連珠の如き者良心を去者肉と云之に次

遠志　大の者上

知母　肉白大者良腐者用ゆ不可　　玄参　大にして腐ら不る者良

黄芩　色黄者上黒者下淡黄者之に次　　　秦芁　新の者良

貝母　小を上と為大を下と為未だ是非を未だ知らず

藁本　俗に云赤熊手は真川芎手は偽也

木香　腐らずして大の者良　　　　縮砂　東京は上交趾粒扁小者下

礞石　色青金星有者上赤者偽　　　独活　鞭節の者良

白芷　輪切色白者上虫壊者多用ゆ不可

牛膝　長大者良

地黄　大者良　　　　　　　　　海金砂　之を揉み土無き者良

大黄　俗に云曽幾は良津奈幾は下

大戟　綿の如者人吐く

蜜　　白き者上黒き者下都沙糖也

鬱金　小者色赤良大者之に次

姜黄　色黄姜気有者は真色赤者は鬱金也

藿香　古き者多し気甚しき者上也

附子　重さ十匁余の者良　　　　土茯苓　色白軽者良赤重者之に次

白斂　長く色白軽は良　　　　　龍眼　大にして肉多き者新渡也

肉桂　東京皮薄味甚辛者上皮厚辛又上

沈香　交趾安南上太泥下邏邏中

丁子　新く香深者良

乳香　円乳頭の如者良石木皮を夾者下

烏薬　俗に云久々利は良直根堅者用いず

白檀　色黄者良赤者之に次　　　　麒麟碣　色甚赤俗に云粽手真

龍脳　白片者良黒細者香を合し用るべし

巴豆　無仁者多重者良　　　　山茱萸　核を去り新肉の者良

酸棗仁　穀多　　　　　　　　雷丸　肉白良赤人を殺す

猪苓　大に肉白者良黒者用る不可

琥珀　金色は上銀珀は之に次蠟珀又之に次阿膠　俗二云硯手は良箮
（さんぎ）手は黄明膠也

龍骨　唇に粘る者良

麝香　臍は上乾く者は良湿者偽多し

牛黄　偽多真は希　　　　　　猬皮

　以上、「軽粉　京焼は上伊勢は之に次ぐ」や「芍薬　信州は上他国の
産は下」などの記述を見ると、これらは元理が実際に扱っていたものに
ついての弁別を記しているものと思われる。

　また、「二、唐薬精粗を撰ぶ可き者有」では、「龍骨　唇に粘る者良」
とあるが、この経験的な評価法は、「本草綱目」にも「弘景曰く（中略）
舐めて見て舌に着くものが良い」とある。この龍骨の選品法は、業者の
間でも知られていることで、筆者もいくつかの市場品で試して、違いを
確かめてみたことがある。龍骨の例に限らず、これらの経験知は、単な
る経験知ではなく、生薬研究のヒントとなり得る貴重な情報でもあるだ
ろう。

7．生薬個々の記述について

　本書に記載の薬物は、金石薬21種、植物薬133種、動物薬25種、和薬15種、異国産17種の計211種である。個々の生薬についての記述内容は、市場品の基原や良否についての比較や、「本草綱目」ほかからの抜粋と注釈が中心であり、薬効に言及したものは限られている。以下に、甘草と当帰の例を挙げる。

1）「甘草」の記載

　甘草は第2巻、「草部」の最初の項目で、おおよそ次のように記載されている。

　先ず、「本綱十二巻初葉」と甘草が「本草綱目」中に記載されている箇所を示す。

　次いで「異名」、「密甘、密草、美草、蕗草、霊通、国老」を記す。この異名は「本草綱目」の「釋名」記載のとおりである。ちなみに、「本草辨疑」中、表記薬物名の後に続けて「異名」が記載されているものは、甘草、黄耆、人参、薺苨（セイネイ）のわずか4種である。

　書き出しは、次のように市場品の種類と名称を挙げる。

　　　麁皮を去て刻み灸ることもあり、生にて用ることもあり、方に依べし。上中下あり、薬舗に上を竪鞭といふ。次を中鞭と云、又次を切込と云、又各上中下あり。最下を良香手と云、良香に似て細小なり細き者を藁甘草と云。（一部当用漢字等に変更、以下同じ）

「麁皮（クヒ）」とは粗い皮である。竪鞭、中鞭、切込、良香手、藁甘草を挙げる。

　次に品質鑑別を記す。

　　　太くして皮薄く色黄に堅実なるを上と為す、細くて堅実なるを中

とし、大小によらす軽虚にして色うるみ、或蛀ひ又は朽て黒色あり皮厚して脱たる皆下なり。

「蛀ひ」は虫食いである。

　次いで、元理は、彼が良否の判断の基としている根拠として、「本草綱目」からの抜粋を挙げている。

　　弘景か曰く、赤皮断理堅実の者最も佳し。亦火にてあぶり乾す者の理多く虚疎なり、又鯉魚腸の如きなるあり、刀破せ被れて復た好ましからす。又紫甘草有り細くして実す、乏しき時亦用ゆ可し。時珍曰く、大径寸にして結緊断紋なる者を佳と為す、之を粉草と謂ふ。其の軽虚細小の者は皆之に及はす。

　この條の説明からは、陶弘景や李時珍が甘草の最佳品としたものは、太くて重質の「西北甘草」を指すと考えられる。さらに、

　　駿州富士山に此の草ありと云ふ。延喜式、諸国貢薬の目録にも常陸・睦奥・出羽三箇国より之を献すとあり。今採ることを失して人之を知らす露下に朽ちること惜しむ可き哉。

　と、わが国における甘草の情報を、延喜式の記載も加えて追加している。わが国には本来 *Glycyrrhiza* 属植物の自生がないから、諸国から献じられたこれらが何であったか、大いに気になるところである。

2）「当帰」の記載

　当帰は第2巻、「草部」の十九項に挙げられ、次のように説明がある。

　　頭身尾三製して用ゆとあれども、古来使ひ分る人希なり。時珍が曰く上を治するには当に頭を用ゆべし、中を治するには当に身を用

ゆべし、下を治するには当に尾を用ゆべし、通治には則全く用ゆ、一定の理也。張氏の説最も理に当れり。張元素が曰く頭は血を止め、尾は血を破り、身は血を和す、全く用ゆれば即ち一は破り一は止む也。

是のみに非す、防風も然り。

と、当帰や防風では、頭・身・尾という生薬の部位によって薬効が異なるとされていて、一理はあるが、使い分ける人は希であるという。

今薬家の者は山城大和に多く之を作り出す。又山に自然と生する者あり。つくり成すものは糞力に因て薬精弱く、自然と生する者は薬力強し。山薬等の如し。自然生を用ゆ可きなり。

と、栽培したものより自然に生えたもののほうが薬力は強い。山薬などもその例で、そちらを用いるべきとしている。これと同様のことは、「一本堂薬選」(1729年) にも、次のように述べられてある。

凡そ、当帰を撰ぶに、第一猪吹山 (=伊吹山) に産し、気香しく、味辛く、尾多くして馬尾のごとき者を上となす。陶弘景か謂所の馬尾当帰是也。此種多く得べからず。次に山城州栽蒔て貨と為者肥大し、江州の者に比し三倍す。此多く肥糞するに故に唯甘く辛味無し。世を挙て通用す……。

8．和薬15種

「本草辨疑」の第5巻の冒頭の目録には「和薬十五種」と記されている。しかし、続く目次には次の13種しか載せられていない。

小人参、末久利、山薄荷、当薬、蛇骨、曽久須、久奴木、菊名

石、仙人草、於止木利草、五八霜、伊志美可波、石乃和多。

しかしながら、各論を見ると、14番目に温石、15番目に青木香があり、都合15種となっている。

以下に、個々の要点を挙げる。

1）小人参

本種はわが国に自生するチクセツニンジン（竹節人参）*Panax japonicus* である。ニンジン（人参）の原植物はいうまでもなく *Panax ginseng* であり、大陸からの種子を播いて栽培に成功したのが、享保13（1728）年であるから、本書が著された時には、まだ栽培化は成功していなかった。小人参の記述は、第一部第3章8でも紹介したが、

薩摩人参と云、元薩州より出たる故へ也、今は諸方より之を出す、葉茎花実の形本人参と一同にして三椏五葉也、根の形異にして味甚だ苦し、橡の木のある下には必ず生すと云ふ、前の人参の条下を見合す可し。古へより人参の代に之を用、不知主能ありや否や。

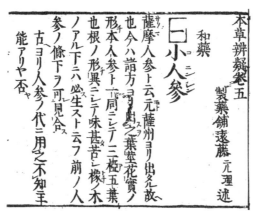

図3-2　小人参の記述、「本草辨疑」

とあり、代用として使われるが、気味が明らかに異なるとして、元理が代用としての使用に躊躇していた様子がうかがわれる（図3-2）。

2）末久利（マクリ）

末久利はカイニンソウ *Digenea simplex* で、海人草はわが国では古くから知られている駆虫薬である。

元理はまず次のように記している。

> 古へより甘草に合して、初生の小児に之を用いて、胎毒悪血（タイドクアクケツ）を利し、腹痛を治し、疳虫（カンチュウ）を生ぜす、又苦棟皮（クレンピ）に合して大人疝気に妙也と云、伝ふ海辺の苔也。

次いで、「多識篇」と「本草綱目」の説を紹介した後に、

> 此の説に因て形を以て考れは、山に在を巻柏と云海辺にあるを末久利と云へき也、形ち能く似て主能も近き者也。

と記す。末久利は、「本草綱目」に記載はなく、同治10（1871）年刊行の趙学敏撰による「本草綱目拾遺」の諸蔬部に、鷓鴣菜の名で「小児の腹中蟲積を療ず。これを食へば直ちに下ること神の如くである」とある。

3）山薄荷（ヤマハッカ）　一名延命草（エンメイソウ）又ヒキオコシ

ヒキオコシ *Plectranthus japonicus*（＝ *Isodon japonicus*）は山地に生える多年草で、高さ1m以上にも達することがあり、葉は極めて苦い。近縁のヤマハッカ *P. inflexus*（＝ *I. inflexus*）は、丈も低く葉がやや小型で、雄ずいと雌ずいが唇弁に隠れて見えないなどの違いがある。元理は、以下のように薄荷に似て、苦いことを記している。

山に叢生の薄荷に似たり、故に名く、味甚苦し、諸虫の薬に之を合、又諸腹痛に此の一味はかりも用ふ、妙なり。

4）当薬（タウヤク）　一名センフリ

センブリ *Swertia japonica* はわが国で最も知られる薬草の一つである。胡黄連の代用とされたりしたが、元理も両種を区別して使うことを記している。

葉紫花白き小草なり、山野に多し、其の味苦し、諸虫を治し腹痛を止む。

古へより胡黄連（コワウレン）の代に之を用、甚た誤り也、形も味も異なる者なり、但唐書の諸方に合するには唐の胡黄連を用ひ、腹痛の和方に合するには此の当薬を用ゆへきなり。

5）蛇骨（ジャコツ）

先ず、「于本草石の類に出、他日考証す可」と記した後、

諸山に多あり、是れ蛇ノ骨には非す、大樹自ら倒れて（タヲ）土に埋れ（ウツモ）、年を経て後ち朽ち（ク）爛れて（タダ）木心許り残り、木性失せて反そ石に成て、たたけは金声をなす者なり、其形ち大蛇の如し、故に之を名。

さらに用法と効能・効果を次のように記している。

刀斧に傷損（シャウソン）したるに此の粉（コナ）を伝れ（ツク）は、血を留め痛を止め肌肉（キニク）を長す。

この記述から、蛇骨は木の化石、桂化木を指していることが容易に推察される。

一方、「本草綱目」石部には「不灰木」がある。これは石綿と推定さ

れているが、その附録に「松石」があり、次のように記している。珪化
木と思われる。

　　　頌曰く、今の處州に松石といふ一種のものが出る。松の幹のよう
　　に見えるが実は石である。或は松が長年月の間に化石したものだと
　　もいふ。（中略）薬には入れぬものだが不灰と類似のものだからこ
　　こに附録する。

6) 曽久須 <small>ソクズ</small>

　ソクズ *Sambucus chinensis* はスイカズラ科に属する大型の多年草で、
クサニワトコとも呼ばれる。それは近縁のニワトコ *S. racemosa* var.
sieboldiana が木本植物であることによる。この両種については、「多識
篇」や本草を引用した後、以下のように続けている。

　　　陸英蒴藋の二種、本草に異論多しといへとも、元一種の者を誤て
　　二種となす、蘇恭蘇頌時珍も一種とする也、故に陸英をそくずの花
　　と訓する歟。

また、ニワトコとの違いについても次のように記している。

　　　そくずに似たる木はにわとこなり、今高一二丈ある者を不見、花
　　葉の形は皆能く之に似、但木ノ体重実なり、これを異とす。

　わが国の民間療法では、ソクズの葉をすりつぶしたものや煎じ汁を打
ち身の湿布薬にしたり、神経痛や冷え症の入浴剤にも使われる。一方、
ニワトコは接骨木といわれ、その葉がソクズと同様に打ち身に使われる
ほか、うるしかぶれ、便秘、腎臓病、夜尿症、リウマチ、魚の中毒にも
効くとされる。
　筆者の調査したトルコでは、ソクズに近い草本性の *Sambucus ebulis*

および *S. nigra* をリウマチの痛みに外用するほか、蛇の咬み傷、発熱、皮膚の炎症にも用いていて、共通点が見られる。

7）久奴木

本種は「本草綱目」第30巻の槲実であるとして、

> どんぐりの皮とも、また木どんぐりで実のならざる木の皮を用とも云、欅〈多識〉くにき、今按にけやき。この和名非なり。

また、「本草綱目」の説を紹介し、「多識篇」にいう欅はケヤキで、クヌギに充てるのは間違いとする。また、

> 此の説皆どんくり也、主能も瘡気によし、然れは赤龍皮を久奴木と訓して、とんくりの木の皮を用ゆ可し也。

と、クヌギ *Quercus acutissima* を赤龍皮の代用として用いるべきとしている。

8）菊名石

本種は、鑑賞用にされる菊花石と紛らわしいが、本種は代表的な造礁サンゴのキクメイシ *Favia specosa* を指している。

> 南海紀州より出つ、本草に不見、故に主能を不知、和方金屑丸に入る、毒解しなり。石に菊の紋あり。

ここに出る和方金屑丸について、その詳細は分からないが、富士川游『日本内科全書』2巻　別録「民間薬」の中毒の項には、次のような菊銘石を用いる処方が載せられてある。[3]

- 菊銘石酢に一夜浸し、一匁、カイタンの土寒の水に浸し、一匁、軽粉五分、金薄七枚、右四味、細末となして、丸とし用ふべし。(妙薬博物筌)
- 菊銘石一両、硫黄一両半、葛の粉見合、右三味、細末にして丸し、金箔を衣とす、糊にてよき程にし、十粒も二十粒も湯にて用べし。
- 菊銘石十両水飛六度、イワウ五両、右二味、天目に水を入れ、かきたてて一時置て、上の水をすて、丸して、飯の取り湯にて用ふ、以上三度ほどかえてよし、又三日もよく煮る、衣には金箔をするなり。(和方一万方)

9) 仙人草 センニンソウ

「本草綱目」の草部にも仙人草があるが、記述も図もともにキンポウゲ科のセンニンソウ *Clematis japonica* とは全く異なるものである。元理もこのことを記している。

　　和名くち草のことなり、本草の仙人草とは別なり、外科に用ゆ、蔓草也、主能未知。

また、「本草綱目」中の仙人草について、「国訳本草綱目」の考定でも「牧野曰ふ、仙人草は蓋し羊歯の一種ならんと想像するが果して如何なる種か未詳である」としている。

センニンソウは、民間で、なまずやたむしに外用することがある。

10) 於止木利草 オトギリソウ

オトギリソウ *Hypericum erectum* は別名小連翹ともいわれる。「大和本草」には、「葉をもみて其汁を金瘡にぬりて血を止む、又鷹の病と犬の病を治す」とあり、わが国では切り傷打ち身や腫物に外用することが多く、鷹の薬としても知られる。その名の漢字表記は弟切草である。

鷹の薬と云、小草なり、山野に多し、葉は柳に似て両々相当る、
秋小花あり実を結ふ、茎を折れは 紫 汁あり、主能未知。

　近縁のセイヨウオトギリソウ H. perforatum は、欧米由来のハーブと
して近年よく知られるようになった。筆者の経験したトルコでは、本種
やその近縁種を、腹痛や消化不良に用いるほか、結石や前立腺障害など
泌尿器系の不調に、また傷薬として外用していた。

11) 五八霜

　マムシはよく知られた強壮薬であるが、黒焼きの効能もまたよく知ら
れている。

　　まむしの黒焼なり、諸血を止る、妙也。

　また、「大和本草」にも「頭と尾を去て焼て性を存するを倭俗五八霜
と云、倭方の中に之を用い血を止む」とある。

12) 伊志美可和

　イシミカワ Polygonum perfoliatum は水辺に生えるタデ科の植物で、茎
や葉に逆棘があるのが特徴である。

　　水辺に生す、葉の背に細針あり、秋薄紅の小花あり、主能所見
　を不知。

　本種は「本草綱目」にはないが、「大和本草」の牛面草ミゾソバ
Polygonum thunbergii の項中で、「赤地利（イシミカハ）に似て刺なし
……葉を生にてすりて能血を止む性亦赤地利に似たり」と記されてい
る。赤地利は一般的にはシャクチリソバを指す。

13) 石乃和多(イシノワタ)

　イシノワタとは何か？　元理はまず二種を挙げる。前者はタールの固化したようなものであり、後者は「本草綱目」石部にある石中黄子（禹余糧の中に溜まっている泥水）の類いだろうとする。

　　　佐渡より出つ、大石の筋より液汁(エキジフ)出滴(シタタ)りて自ら凝結(キョウケツ)し色紫なる者也、嚼(カン)てみるに石のやふには非す、柔(ヤワラカ)なる者なり、切傷血止石(キリキスチトメ)にて損傷したる等に妙なり。又一種白石の大なるを切り割て取時、石中に黄水ありて自然と凝結する者あり、是をも石のわたと云ふと云。

　それに加えていま一種、以下のように川に生えるイトカワミドロの類いと思われるものも挙げる。

　　　又一種、水中に生する者、形柔かに綿の如くにして軽く色うす黒き者もあり、本草綱目〈二十一巻初〉時珍か日、陟釐(メン)水中石上に生する者の有り、蒙茸(モウセウ)髪の如し、水汚石無して自生するもの有り、纏牽(テン)(ケン)糸綿の状の如し、俗に水綿(メン)と名く。
　　　今云ふ石のわたは即ち此の陟釐(チキリ)なり、水の綿と云へきを誤て石の綿と云なるへし、是を紙にすきて側理紙(ソクリシ)と云とあり、今渡所の馬糞(ハフン)紙(シ)なるへし。

14) 温石(ヲンシャク)

　温石とは、冷え腹など冷えた身体を温めるための石のことで、以下のように、「証類本草」を引用する。特別な石があるわけではない。

　　　紀州越州より出す、色青く柔かなる石なり、之を焼いて塩水を灌き、衣物に包みて腹痛をなでさする妙なり。
　　　証類本草〈三之巻五十六〉温石及ひ焼塼之を主る、熱気を得て、

腰腹に徹す、久しく下部冷へ久痢腸腹を下すに患へ、白膿の焼博並
ひに温石にて熨及ひこれに座す、並ひに差但し堅石を取り焼き暖め
て之を用ゆ、別に温石有るに非さるなり。

　この説によれば和俗の如く石を定むへからす、但しその石の熱気
を取るのみなり。

15）青木香（シヤウモクコウ）

　ウマノスズクサ *Aristolochia debilis* とその同属植物は、わが国の山野
に自生し、地下部の太い根を青木香或いは土青木香と称し、以下のよう
に中国からのものはないとする。

　　　古より和草を採り用ゆ、唐は不渡。

　また、本草書では馬兜鈴（バトレイ）の根を土青木香あるいは晋木香とするとある
ことを述べ、

　　　和に馬兜鈴なし、唐より来る者なり、然るに和にて今採る者は真
　　　偽不決。

　と、和産の馬兜鈴はなく、中国からのものであり、として和産のもの
の評価を保留している。

16）和薬の位置づけ

　清水藤太郎氏は、「和方薬を他の漢方薬と区別して論じた著述は遠藤
元理の『本草辨疑』を嚆矢とする」とすると記している。[2]
　概観すると、これらの和薬15種は「本草綱目」などに収載がないか、
記載が確かでないものが多い。また、わが国に産するものでも、常用さ
れ代用とされるものについては、4巻までの各論の中で論じられて、省
かれているので、ここには出てこない。

末久利、山薄荷、当薬、菊名石、仙人草、於止木利草、五八霜、伊志美可和は、和のものと言えるであろう。蛇骨、曽久須、久奴木、石乃和多、温石については、本草書に記載が見られるが、同一物か不確かで、和の色合いの強いものとしてここに挙げられたと思われる。また、小人参と青木香については、代用となりうるかどうか、保留するものとして挙げたのであろう。

　また、各地の生薬屋を調査した経験から言えば、薬種を扱う店では、その土地で主流を占める伝統医学の薬物とともに、その範疇に入らない民間薬や香辛料、ハーブの類いなど、医師があまり用いない類いのものも少数ながら商っていることが多い。「本草辨疑」に記載の和薬類も、一部はそのようなものであろう。

9．異国産薬物

　「本草辨疑」第五巻には、「和薬」の次に「異国産」として17種の薬物が挙げられている。清水藤太郎氏は、この書を「最も早く西洋薬品を記載せるもの」としている。目録に記されてあるのは以下のとおりである。

　　遍伊左良波左良、躬伊良、宇無加宇留、箱根草、伊乃牟土、波不天古不良、阿女牟桃子、波牟多牟寸、世伊久留、留左良之、也志保、古紀牟也宇、金線重樓、遍伊志無禮留、比里利、志也保牟、天禮女牟天伊古

　ただし、次に記すように、目録と各論とで漢字表記やフリガナが異なっているものがある。

　　遍伊左良波左良→遍伊佐羅波左羅、躬伊良→躬伊羅、宇無加宇留→一角一名ハアタ、伊乃牟土→伊乃牟土、波不天古不良→波不天

古不羅、阿女牟桃子（アメムダウス）→阿女牟桃子（アメンダウス）、波牟多牟寸（ハムタムス）→痰薬（タンクスリ）一名ハント
ウス又トロンハンズウトホウ、世伊久留（イクル）→世以久留（セイクル）、留左良之（ルサランル）→留
左良之（ザラシ）、比里利（ヒリリ）→比里利（ビリリ）、志也保牟（シヤホン）→志也保牟（シヤボン）、天禮女牟天伊古（テレメンテイコ）→
天連女牟天伊古（テレメンテイコ）・地利女牟天伊古（チリメンテイコ）

　これらの多くは、現代の我々にとって馴染みのないものも多いが、
いったいどのようなものだったのか。その記載から探ってみたい。

1）遍伊佐羅波左羅（ヘイサラバサラ）
　元理は、本生薬の形状について次のように記している。

　　猿（サル）の生胆（イキキモ）とも、又は猿猴毒（エンコウ）の矢に中るとき、疵（キズ）の中へ解毒の薬草
　を入れて癒（イ）えたる跡（アト）の贅（コブ）になりたる者也と云伝ふ。円くたまありて
　色青白く堅実なる者なり、贅の如くには不見、唯能くみがきたる石
　の類の如し。

　また、次のように「本草綱目」を引用する。

　　時珍か日、鮓荅（サタラ）、走獣及ひ牛馬諸畜肝胆の間に生す、肉囊あり之
　を包む、大なる者鶏子の如、小なる者栗の如く榛（ハシバミ）の如し、其の状（カタ）
　ち白色、石に似て石に非す、骨に似て骨に非す、（中略）狗宝（クホウ）、癩（ライ）
　狗（ク）の腹中に生す、状ち白石の如、青色を帯ふ其の理層叠（ジョウ）亦得難き
　之物也。此の二種を考へて知る可、其の形色皆此の説の如し、能く
　通したる者也。

　ヘイサラバサラは、ポルトガル語の pedra bezoar のなまったものとさ
れる。牛馬の腸内結石で、馬糞石とも呼ばれ、解毒剤として用いられ
た。炭酸カルシウムを主成分とする。

2）躬伊羅

ミイラには次のように古手と新渡りの2種があるという。

> 本綱は木乃伊〈多識〉身伊羅と訓す。是は蜜人にして今渡所の物に非す。（中略）今渡所の者は人の炒たる者と云、是に二種あり、俗に古手と云は布目多く之有り、新渡りは布なく質湿り多し、馬肉もありと云、もと分明なら不るものなる故に、甚た決し難し。痘疹快く出ざる、諸熱、金瘡出血、諸痛、打撲損傷、産後血暈に煙り鼻に入る。細末して用。

「古手」はミイラの実物の部分のようであり、「新渡り」はタール状のアスファルトのようなものかと思われる。古代ミイラの作成に防腐剤として多用されたのが没薬 myrrha である。没薬は *Commiphora*（＝ *Balsamodendron*）*myrrha* の樹脂である。中近東地域では重要な薬であり薫香料であるが、ミイラ作成に用いられた没薬に特別な効能を期待したのかもしれない。一方、天然のタールあるいはアスファルトは、mumiya と称され、万能薬のように用いられてきたが、現在でもアラビア医学が行われた地域の一部で市場に見られることがある。

3）一角　一名ハアタ

> 番語一をうんと云、角をかふると云、此の獣一頭一角ある故に名とす。（中略）毒を解するの能犀角に同し。
> 白犀角と異なることなし、故に姦商徃徃に白犀角を偽り充つ、但犀角は澤なく短く一角は澤ありて長し。

いうまでもなく、イッカクは北極圏の海域に生息する歯鯨の仲間イッカクの牙で、上顎の歯が変形したものである。中世ヨーロッパではこれが伝説の動物ユニコーン（一角獣）の角として万能薬とされ解毒に用いられた。

4）箱根草　一名阿蘭陀草

阿蘭陀人江城参上の時箱根にて之を採。産後産前の諸疾に妙なり
と云。今諸山に多く之有。葉の形の細かにして茎細く堅く甚た黒
く、状ちしのぶ草に似たる小草なり。石岩に生す。

「しのぶ草」は吊り玉にされるシノブ *Davallia mariesii* であろう。ハ
コネソウはハコネシダ *A. monochlamys* で、ヨーロッパで薬用とされる
ホウライシダ *Adiantum capillus-venellis* は近縁種である。本種は、ケン
ペル E. Kaempfer が箱根山のものを「廻国奇観」*Amoenitates Exoticae*
(1712年) で紹介したことで知られる。ケンペルは元禄3 (1690) 年に
出島商館医として来日し、翌元禄4年に江戸参府には随行している。し
たがって、彼がハコネソウを実際に見ることができたのはその時であ
る。とすると、「本草辨疑」の出版は1681年で彼の来日以前であるか
ら、この記述の「阿蘭陀人」はケンペルではない。

5）伊乃牟土

草葉花実皆茴香に似て少し小草也、外科に用ゆ、油もあり。

この記述は、元理が実際に植物体を見たことを想像させる。イノンド
はセリ科のイノンド *Anethum graveolens* の果実で、dill seed、蒔羅子で
ある。西南アジア原産とされ、果実は古くからスパイス、薬用に用いら
れ、駆風薬とされる。イノンドはスペイン語の eneldo からともいう。

6）波不天古不羅

木理実の重く色黄にして味苦き、大木なり。疝気腹痛を治し、蛇
蜂蝮蚣等の諸毒を解す。

宗田一氏は「渡来薬の文化誌」の中で、ハプテコプラは「ポルトガル
語 pao de cobra の訛りで、蛇木の義である」とし、また後出のルサラシ

についても「語源は依然として不明のままである」として、特定のものではなく数種の木の総称らしいとしている。[4] 元理のこの記載からは基原の見当はつかない。

7）阿女牟桃子（アメンダウス）　本綱ノ巴旦杏（ハダンキャウ）是也

　　和の桃に似て長大なり、実を植て能く生する者なり、葉も桃にして和よりは葉大にして長く、一朵に数葉を生す、痰（ダ）によしと云。

　アメンドウスはポルトガル語の amendoa 由来で、巴旦杏 *Prunus amygdalus* を指す。しかし、「痰によし」ということであれば、いわゆる食用のアーモンド（甘扁桃）var. *dulcis* では効果はなく、青酸配糖体を含む苦扁桃 var. *amara* ということになる。

8）痰薬（タンクスリ）　一名ハントウス又トロンハンズウトホウ
　目録では、波牟多牟寸（ハ ム タ ム ス）とある。

　　甘草等を煎熬してかためたるやうに見ゆ。色黒く甚甘くして能く咽（ノド）を潤す（ウルホ）ものなり、乾咳嗽痰血諸痰（カンガイソウ）に良なり。

　この記述からすると、元理も実際に舐めてみたのであろう。甘草煎エキスと思われる。トロン・ハン・ズトホウ Drop van Zoethout は甘草羔である。

9）世以久留（セイクル）
　　海中の馬の牙（キバ）なりと云、詳ならず、癩病（ライ）に佳なりと云。

　海に住む馬のような大型動物で牙を持つ者の代表としてはセイウチが考えられよう。セイウチはオランダ語で Zeekoe で、sea cow（海の牛）とよく似た音である。

10) 留左良之
<ruby>留<rt>ル</rt>左<rt>ザ</rt>良<rt>ラ</rt>之<rt>シ</rt></ruby>

　　木の根なり、小腸疝気寸白五積六聚血塊等を治するに良しと云。

　木の根とあるが、前出6のハブテコプラと別項とし効能も異なる。違うものである。

11) 也志保
<ruby>也<rt>ヤ</rt>志<rt>シ</rt>保<rt>ホ</rt></ruby>

　　本草に<ruby>椰<rt>ヤ</rt>子<rt>シ</rt></ruby>とあり、実の大きさ<ruby>鞠<rt>マリ</rt></ruby>の如し、内の肉を取て油としてやしほの油と云、蓋し<ruby>椰<rt>ヤ</rt>子<rt>シ</rt>油<rt>ユ</rt></ruby>を誤て油をやしほと云なるへし。

　ココヤシ *Cocos nucifera* の実の油と思われる。薬用途は記されていない。

12) 古紀牟也宇
<ruby>古<rt>コ</rt>紀<rt>キ</rt>牟<rt>ン</rt>也<rt>ヤ</rt>宇<rt>ウ</rt></ruby>

　　うむやしほとも云ふ物の実なり。扁にして一方尖り毛多く内に仁あり、<ruby>痔漏<rt>ジロウ</rt>痩<rt>キョウ</rt></ruby>疾等に湯に煎して用と云。

　コキンヨウはポルトガル語の coquinho から来ているという。これは海椰子とも言われることもあり、漂着する椰子の実の類いとすると、前項11のヤシホと関連がありそうだが、よくは分からない。

13) 金線重樓
<ruby>金<rt>キン</rt>線<rt>セン</rt>重<rt>チウ</rt>樓<rt>ロウ</rt></ruby>

　　近来の物なり、形升麻に似たり、（中略）図経に云く、葉は鬼臼の如、根は肥姜の若し、驚癇、頭揺、弄舌を主る、湿熱発腫瘡を作りて三虫を下し、百毒を消し、或は酒に摩て飲み、或は酢に摩て敷く、蘇恭か日、酢に摩して癰種蛇毒に甚た効有、時珍か日、驚癇瘧疾瘰癧の腫れる者之に宜し。

とあり、「国訳本草綱目」ではドクケシツクバネソウ *Paris polyphylla*

を充てる。また、七葉一枝花 *Paris chinensis* も原植物である。ステロイドサポニンを含有し、胃粘膜保護剤として使われる。

14) 遍伊志無禮留 ^{ヘイシムレル}

　　人魚の骨と云、知らず果して然や否や。

　ポルトガル語の peixe mulher から来ているという。Pez mujer だと人魚、ジュゴンとなり、その骨ということになる。

15) 比里利 ^{ビリリ}

　　合剤の薬を竹の筒に押し込みたる者也、味甚苦し、諸虫腹痛に良と云。

　苦い腹薬であるビリリは、その音から胆汁のラテン名の Billis との関連が考えられる。当時の通説は魚胆を用いたものとされたが、後年にはアロエ（芦薈）が主薬のものと言われるようになったようである。竹は西洋にはないから、インド以東の薬であった可能性が高いであろう。

16) 志也保牟 ^{シャボン}

　　白く柔かなる者なり、物を洗いて能く垢を去るなり、和のしゃぼんと云はむくろじの皮なり、垢を去ること等しき故に名く。

　シャボンはいうまでもなく石鹸である。ムクロジ *Sapindus mukurossi* の果実の皮は延命皮とよび去痰薬とされる。サポニンを多く含んでおり、古くから石鹸のように用いられてきた。

17) 天連女牟天伊古 ^{テレメンテイコ}

　この項には独立の記述なく、次項と併せて記述がある。

18) 地利女牟天伊古
<ruby>地利女牟天伊古<rt>チリメンテイコ</rt></ruby>

　　初の名はてんふりこともえふりことも云ふ。茯苓猪苓等の形に似たり、味甚苦し、五積六聚疝気寸白腹中諸痛等に湯に煎して用ゆ、<ruby>夷 島<rt>エビガシマ</rt></ruby>より出ると云。

　17のテレメンテイコはサルノコシカケの仲間のエブリコ *Fomitopsis officinalis* である。本種はカラマツなどに寄生し、ユーラシアの北部地域に広く分布し、アイヌも薬としてきた。18のチリメンテイコについては記述なく、同じものと認識していたのだろう。

19)「異国産」薬物に対する元理の見方
　この異国産の各論の最後に、元理は彼の考えを次のように加えている。

　　<ruby>番国の産、阿蘭陀舶<rt>オランダフネ</rt></ruby>に持ち来る物は至て効能これ無きものといへとも、和俗甚たこれを珍貴して其の価尤も高し、然るを此の物万病を治すと云伝ふ。其の他の船に来る者は初めて渡りて、和俗名を聞なれすして、知らざるものは求めずして皆これを返す、故に重ねて持ち来たらすと云ふ。惜い哉、其の中珍貴重宝の薬物之有る可、又唐薬宜くして和薬宜しからざるもの多し、是等は彼に告け知らせて用ゆべき者也。

　オランダ船が持ってくるものは効能がないものでも珍重されて甚だ高価である。その一方、他の船のものは、知らないものは返してしまっている。その中には貴重で効果のある薬物もあるはずなので、用いるべきだというのである。

20) 異国産薬について
　以上のように、元理が記す異国産のものについては、自身も推定の域

を出ないものが多く、見当がつかないものもある。元理が挙げたこれら異国産の薬物の情報量がまちまちなのは、15世紀半ばから17世紀半ばまでは、ヨーロッパは大航海時代であったから、これら17種は、当時のヨーロッパ世界が古くから認識していた、古代ギリシャ・アラビア医学由来の伝統的な薬物に加えて、地理上の発見で新たに認識した薬物が混在したことによると考えられよう。

　ただ、17種のなかでハコネソウだけはわが国に産するものである。これを元理が「異国産」に置いたのは、「阿蘭陀人」がこのものの流布にかかわったことによるからであろう。ただし、元禄4（1691）年に江戸参府に随行したケンペルは、

　　　石長生属の美しき一種あり。（中略）同属の植物中特に著しき効
　　験ありと称せらる。そはこの山に夥しく生ずるものなるを以て、こ
　　の地を通るものにして、或いは自己の用に供せんが為め、或いは家
　　族の為に、行く行くそれを採集して携へ行かざるは無し。

と箱根草を紹介しており、この地では古くから知られた民間薬であったようである。

10. 元理の矜持　— 木薬は単なる商品ではない —

　遠藤元理が「出羽掾」という官位を与えられていたということは、彼が当時木薬屋として、また成薬屋として一定の評価を得ていたということであろう。先に紹介した黒川道祐の序中に「洛下の薬舗遠藤元理薬を知る也、至て明に品を撰ぶ也、至て精し遂に法製人の求めに応ず。」とある。また、清水藤太郎氏は「当時の薬物を最もよく論述したのは遠藤元理である。彼は京都の製薬舗にして薬物に精通し……」（「薬物需給史」1957年）と述べているが、[2] そのことは「本草辨疑」の個々の生薬の解説からも十分うかがわれる。

　しかし、彼の木薬屋としての姿勢が強く出ているのは、「本草辨疑」巻五の後半部分にある。そこには、生薬総論に類する「鉄器を忌む薬弁、唐和之薬、求め難き之薬を貴ぶ、煎煮、修治、採取」の５項や、薬を扱う者の心得としての「薬舗、医家、子孫に示す、従僕に示す」の５項が記されてある。これらからも、元理が木薬に明るいことのみならず、木薬が単なる商品ではなくて人の命に関わるものと強く考えていたことがうかがわれる。

　これらの中から、以下に「唐和之薬」、「求め難き之薬を貴ぶ」、「採取」と「薬舗」、「子孫に示す」を取り上げる。

１）唐和之薬

　　唐より渡りて和になきものあり、渡らすの和にあるもあり、唐和共にあるもあり。唐和形のかはりたるもあり、気味のかはりたるもあり、其の土地の肥瘠によりてかはれとも、其の種子は一なるもあり、又異なるもあり、異なる者は皆偽りなると知るへし。例へは萊菔の美濃に産するは根浅く形附子に似たり、味甚辛苦く、尾張は太く長く味甘し、大坂は細く長く、京伏見に細長きあり、気味各別なり。五味子に南北を論し、牛膝唐和味異なり、朮唐和形状別なれとも気味不異。古人主能を云に皆気味を以す、然れは其の形状を不論、只気味を以て之を定む可し。唐を貴ふへからす和を賤しむへからす。

　と、木薬には同じものでも、産地や土地の肥瘠の違いなど、様々な違いが見られるが、唐や和、形状にこだわらず、古人のいうように気味を以てその評価をすべしと述べる。その例として、萊菔、五味子、牛膝、朮を挙げている。

２）求め難き之薬を貴ぶ

　　世俗、遠来の高値にして得難ものを貴て、近所の下値にして採り

易きものを賤んす。近年、躬炒、一角等の気味効能詳らかならざる、諸本草に出ざるもの番舶これを渡す、珍物にして高値なる故に、民俗これを貴んて、其の効能万病を治すと云伝ふ。愚なる哉、一薬を以て虚実寒熱を治するの理あらんや。

　弘景か日、忍冬煮汁酒に釀して飲は、虚を補ひ風を療す、此れ既に年を長し寿を益す、常に採り服す可し。凡そ得易き之草人多く肯って之を為さず、更に得難き者を求め、遠を貴ひ近を賤んす、庸人の情也。

　人参に陳皮の役なく陳皮に人参の能なし、病を治め貴ふ所は人参陳皮一同なり、得易きを賤しむ不可得難きを貴ふべからず。

　大意は、「巷では、遠来で高価、得にくいものを貴び、身近にある安価な得やすいものを卑しむ風潮がある。ミイラや一角などの気味効能が不詳で本草書にも載せられていないものは、外国船が持ってくるが、これらの珍物は高価で、世間ではこれ等を貴び、万病に効く薬のようにいう。愚かなことだ。一つの薬で虚実寒熱を治せるものではない。身近に入手できる例として忍冬をあげ、真に必要とするものであれば、それを用いるべきとする。また、人参と陳皮の薬能は違っているが、病を治すという点では同じである。得やすいものを賤しまず、得難いものを貴ぶというのではない」である。

3）採取

　昔は百済国より草木に委しき者を召されて、是を採取使と名つけ諸国を経歴せしめ、諸薬採取の時節を其の所の民に教へしめて、某の国には某の薬草何十種と記して、毎年六十余州より禁裏へ貢し奉る。是を御薬蔵に納めて、諸国に疫疾あれは則ち医薬を遣て、民の疾苦を救ひたまふ〈延喜式に出〉。

　其の後日本戦国の時久して、諸国の通路なき故に自ら薬草を忘れ、採取の法廃れて、今目録の中、五畿内にある所纔に残りて、

失する所の薬草凡そ八十種あり、今諸山に之を尋は必す之を求む可
し。山野に於て草を採てこれを本草に考ふるに、目録の外の草間々
之あり、惜しかな志ある人のなきこと、昔は諸薬異朝より渡らす、
皆日本の薬草を以て之を治す、今もし商舶不渡は何を以てか配剤せ
ん、日本小国なりと云へとも、草木多く繁茂せり、人獣草木同地に
生したる者なれは、強ちに異朝の遠来を得ずとも、同地薬草を採用
すへき者也。

　今の採薬の者は云伝るを聞き及んて、取り誤る者甚多し、之を改
る人又之無し、故に、或は土砂を交へ、或は似たる者を混し、或は
蘆頭を多し、茎葉を共にして斤両の増んことを要し、外見を飾て薬
力の厚薄を弁せず、採り易き時を考へて採取の時節を撰ばず、薬舗
又これを正さず、慢りにこれを求め貯ふ、採薬の者元と下愚卑賤な
り、宜なるかな、只利を貪んとするのみ。

　弘景か曰、且つ医薬を知らず惟市人に聴く、市人又弁し究せず、
皆採送の家に委ぬ、伝習造作真偽好悪並に皆測ること莫（ナカレ）。

　是を以て之を思に異朝日本殊なることなし、唯志の希なるかな。

と、延喜式にある百済から招聘した採薬使について記し、それが戦国
の世になって薬草や採薬のやり方が忘れ去られてしまった。昔は外国産
の薬が無かったが、日本の薬草で治療していた。同地薬草を採用すべき
である。現在、採薬している者は間違って採集するものが大変多いが、
これを改める人もまたいない。それゆえ、土砂や類似品の混入、蘆頭、
茎葉を入れて量目を増やす、外見を良くする、採集時期を選ばない。こ
れ等を薬舗も正さない。利を貪っているだけだ。陶弘景も同じようなこ
とを記しているところを見ると、国が違っても同じようである。ただ志
ある者が少ないだけだ、と憂いている。

4）薬舗
　　唐より渡り所産より出を収め貯ふ、其の求る時、是何の草是何の

木と云を書き付ける耳[ノミ]にして、其のもと是れ何と云ことを知らず、真偽を撰ばず。土民は云伝へ聞き及んて、之を掘て世を渡んことを要し、仮にも病を治し命を延るの薬なれは、一毫も謬[アヤマ]るべからずと云ふことを弁せず。故に採取の時節土地の肥瘠を知らず、薬舗又漫りにこれを貯へ、猶陳を新とし、偽を真とし、和を唐となして、偽り飾て利を得んことを要す。夫れ、薬は病を治し寿を益す珍宝なり、自餘の商人に同して人を欺へからす。仁道を先にし利欲を後にして、敢て偽り飾ることなかれ。薬舗一人の誤りは、俗医病家其の誤りを承ることの数を知らず。己れ一人の利欲に迷て、万人を悩まし命を損する、其の罪悪何そ遁[ノガ]る所あらんや、深く之を謹しめ。

と、前項に続き、多くの薬舗が、産地と名前を書きつけるのみで、真偽をいい加減にして利を貪っていることを嘆き、薬が治病や長寿に益する珍宝であることを忘れず、他の商人と同じようではいけないとしている。

5）子孫に示す

本項は、前項の「薬舗」を受けて、元理が木薬屋として為すべき日々の精進と心構えを示したものである。尤もながら、いささか過激と思われる表現もある。

我か業を業として身を立てんと欲せは、先市家の乾薬を観て精麁を撰可し、次に山野に於て草木の形状を察して類草類木を弁す可し、次に本草を熟読して真仮を正す可し、次に修治を審かにして製度を誤るべからず、次に薬を買ふ人に向って敢て侮り軽んすへからす、欺むき誑[タブラカス]へからす、次に正直を専として邪利を求むへからす、之を背いて不道にして仮令[タトヒ]富んて奢[ヲゴル]といふとも我之を悦はず、正道にして仮令貧しふして道路に死すとも我之を嘆かず。
此の次序を濫[ミダレ]して之を行は、是則ち至孝なり、之に反して行はざ

る、是則ち大逆也、深く之を思ふべし。

6）木薬の専門家として

生薬は天産物である。だから農作物と同様、品質にも違いが生じる。その違いを生むのは、品種、産地、栽培の仕方、収穫時期、生薬の調整法などさまざまである。さらに野生のものを採集する場合には、類似物との真偽の見極めも必要である。科学的評価がなされる現代とは違い、かつての生薬の品質についての見極めは、経験を要する特殊な領域に属するものであった。

木薬（生薬）を単なる商品ではなく、人の命に関わる特別なものであると、強く考えていた遠藤元理にとって、本道を外れた一般の商売人のような薬舗の姿を見るのは我慢がならなかったのかもしれない。遠来のものを珍重する風潮に乗じて、高値をつけ万能薬のように売ったり、真偽を十分に確かめず、品質に関係する重要な気味なども無視して木薬を扱ったり、採薬者ともども利を貪る薬舗は、彼の考える薬舗の正しい姿ではないと映っていたのだろう。

11.「本草辨疑」の意義

「漢方と漢薬」誌の中で、清水藤太郎氏は、「之は今の薬店にも応用できる『薬店規範』である」、「実に『本草弁疑』は純薬業家の著として最も古く最も注目すべき書である」と述べている。5) 遠藤元理に「出羽掾」が与えられたのは、彼に世間からそれなりの評価が与えられていたということなのかもしれない。

また、高橋真太郎氏は、「この書は、岡本一抱の『和語本草綱目』の刊行より遡ること17年前のものであり、当時の市販の薬物の事情を知るに貴重な文献であるが、その記載によって、薬舗の取り扱う薬物の精粗、真偽の鑑別は室町時代以後長足の進歩を遂げた事が察知出来る。このように営業を通じて実際に取り扱う薬物を知ることは必然的に薬物そ

のものの基原、効用を決定する商品学的（生薬学的）基礎知識が非常に重要なものとなり、利用厚生の実利的目的を以て前述したとおり、江戸時代本草の博物学的な進路を決定づけている事が分かる」と記している。[1] 薬物そのものを詳しく知ろうとすれば、自ずと「本草辨疑」の中に記されたような生薬と生薬の元となる原植物にも詳しくあらねばならない。それが後世の本草学の博物学的な発展への道を拓けたというのである。

参考文献

1）高橋真太郎「中国の薬物療法と其影響」『明治前日本薬物学史』p. 459–461、日本学士院日本科学史刊行会編、日本学術振興会発行（1957、1958）
2）清水藤太郎「薬物需給史」『明治前日本薬物学史』p. 184–187、199–201（和薬）、219（洋薬）、日本学士院（1957、1958）
3）富士川游『日本内科全書　2巻　別録「民間薬」』p. 320–322、吐鳳堂（1915）
4）宗田一『渡来薬の文化誌』p. 88–99、八坂書房（1993）
5）清水藤太郎『漢方と漢薬』10巻6号、14–18（1943）

第2章　江戸前期の農書と薬種

わが国における大陸文化の輸入は、古代から多面的に続いてきたが、医学の輸入もまたその一つで、それはまた必然的に薬物の輸入を伴うものであった。「唐の物は、薬の外は、みななくとも事欠くまじ」で始まる「徒然草」第120段は、14世紀前半の当時の、舶来のものを何もかも珍重する風潮を皮肉ったものであるが、兼好も薬物だけは、高価でも仕方がないと思っていたということであろう。

大陸からの輸入品に代わる国産薬物の登場は、時代とともに徐々に進んだと考えられるが、江戸時代に入ってその流れは一気に加速した。遠

藤元理は「本草辨疑」（1681年刊）で、多くの薬種について唐産と和産
の比較弁別や代替使用について記しているが、和産のものにもある程度
の肯定的評価がなされていたことが分かる。また、徳川吉宗が享保の改
革（1716〜）で、本草学者を使って殖産興業や特産物奨励を進める頃に
は、和国産の薬物についても、その経験と実績は、かなりの蓄積があっ
た。

　薬用植物は、農学分野では特用作物に分類されるが、薬草の栽培法は
一部当時の農書に記載がある。本稿では、「本草辨疑」とほぼ時代を同
じくする二つの農書について紹介したい。

1.「百姓伝記」[1]

「百姓伝記」は著者不明の農書で、農業のやり方、主に技術的な方法
について記した伝え聞きの書であり、「伝記」とあるが、いわゆる特定
の百姓の生涯記録ではない。古島敏雄氏は、本書の記載から「著者は
慶長時代の岡崎城主本多家、その後裔で正保2（1645）年より天和2
（1682）年まで遠州横須賀領主本多家を御当家と呼ぶ地位にあった人で
ある」とし、村役人層に属し、「この著の著作年は延宝8（1680）年〜
天和2（1682）年の間であろう」とされている。このように、この書は
「本草辨疑」刊行とほぼ同時期のものである。

　本伝記は全15巻からなり、1巻から7巻までが総論、以下が各論で
ある。総論の部では、農業に関係する気象、治水から農家生活までが記
述されているが、後述する宮崎安貞の「農業全書」より関心の範囲は狭
い。また、記載も三河・遠州地方に詳しく、各論の作物栽培法には、伝
聞のみならず著者自らの経験・観察を多く含んでいる。

　本書には薬種に関するまとまった項目はないが、薬に関係する著者の
知識が散見される。それらを拾って以下に紹介する。

　　第9巻田耕作集：「鹿・猿多く出る時は、さうじゅつ（蒼朮）と狼

のふんを合し、ぬかにたきまぜ、風上に置ては、雨ふらざる内は、猿・猪・其外けだもの出ざるなり。是秘事也。」

第11巻五穀雑穀耕作集：「つばくらまめ（偏豆）にしろきとくろきとあり。しろきが味ひよし。薬種にも白きを第一とつかふなり（後略）」、「そらまめは（中略）味よきものなり。然共病人などの食するものならず。どく多。取分け第一きずある人の食しては、たちまちいたみ出る。小児小かさなど悪しき也」、「けしをまく事、（中略）からは大そく（櫻粟）と云て薬種につかふなり」

第12巻蔵菜耕作集：「とうのごま種両種あり。（中略）油多くいろいろ薬種につかふ。生類喰ふものならず。猶人是を喰ひ、年を経てもまめいりを喰ふに、ちゃうまん（脹満）と云煩を生ず。ねずみの器をかぶるに、其所とうのごまの油をぬるに、再びかぶらず」、「山ごぼう薬種には商陸と云（後略）」、「せきせう（石菖）の種色々あり。（中略）一寸のうちにふし九つあるを薬種に用る」

　これらをまとめれば、さうじゅつ（蒼朮）の強い香りが、田畑を荒らす野生動物には効果がある、白いつばくらまめは白偏豆、けし殻は大そく（櫻粟）という薬種になる、そらまめは毒があるので食べるには注意が必要、とうのごま（トウゴマ）は薬種で煩を生じさせる、やまごぼうは商陸、節の詰んだせきしょう（石菖）は薬種になる、ということになる。

　これらのことから、薬に対してもそこそこの知識を持つ、実地に村を束ねた知識層（村役人）の姿が浮かんでくる。

2．「農業全書」[2]

「農業全書」は筑前福岡藩の宮崎安貞の著で、「本草辨疑」や「百姓伝記」から少し下る元禄10（1697）年の刊である。

　その第10巻には「園に作る薬種」として、当帰、地黄、川芎、大黄、

牡丹、芍薬、乾姜、茴香、牽牛子、山薬、天門冬、蓖麻子、白芷、紫蘇、薄荷、冬葵子、荊芥、香薷、沢瀉、麦門冬、木賊、の21種の栽培法が記されている。この中には、収穫から生薬の調整法までが記されているものがあり、貴重である。以下にその一部を紹介する。

1）当帰

　当帰については特に詳しい記述がある。順に、種子の選別、播種、移植等、栽培管理法などを詳しく説明し、産地として「山城の冨野寺田などいふ里専ら当帰を作る所なり」と記し、収穫と生薬の調整法については次のように詳述している。

　　是を掘り取る事は、十月に入って、すきか鍬にて根のきれそこねざる様に、かたはしより念を入れほるべし。悉く掘り取りて浄く洗ひ乾しおき、茎の所を細縄にて四五寸廻りにたばねおき、釜に湯をにやし立て、其の中に茎の方を下になして入れ、湯煮をするなり。其のゆで加減、根の方をひねりて見るに、指を捻る様に和かに覚る時先（まず）あげて、さて又根さきの方を下にして少し煮て、是も捻り（ひね）心（こころ）みて上げるなり。残らず湯煮し上げて、日当の所に竹にてならしを二段も三段も横にゆい、衣桁（いこう）のごとくして、大きは二かぶ小さくは四科（かぶ）、茎の中程をわらにてゆい、竹にうちかけ干すなり。又筵（むしろ）に干す時は頭の方を上になしならべて、段々におくべし。よせかくる心なくては根先おるる物なり。さて干し上げて後、蘆頭に茎の方を５分ばかりかけてきり揃へ、箱に入れおくなり。久しく収めおくならば、箱の内に樟脳を段々ふりかけ、箱のすみずみをば紙にてはりおくべし。（中略）是は当帰を薬屋の仕立て収むる法なり。本法は湯煮したるは性うすくなりてあしく、生ながら数日よく干すべし。壺に入れおきて、梅雨の前四月に一度、梅雨の後一度、八九月に一度、凡年中に三度干すべし。かようにすれば、薬性よく幾年をきても虫喰損ずる事なし。是よくためし心見（こころみ）たる良法なり。其味薬屋

にある物にくらぶれば甚甘くして味よし。本草に当帰を湯にて煮事
見えず。日にほしてあつき中につぼに入、口を張りておくべし。時
珍が説に見えたり。

　ここに記された、トウキの調整法は、奈良県に伝わるよく知られた方
法である。

2）地黄
　掘りあげた地黄の乾き難さについては、経験した者ならよくわかるこ
とだが、以下のように記されている。

　　　掘りとる事は、十一二月の間すきか鍬を以って根に当らざる様に
　　ほるべし。鉄を忌む物にてすきくわの当る事を甚だきらえばなり。
　　さて清く洗い筵などに広げてよく干しあぐべし。干かぬる物にて春
　　までも晴天には毎日出して、中まで黒く成りたるに見て、収めおく
　　べし。大和にて作る法の大抵是なり。

　（地黄は）乾きにくいので、根気よく干し上げ、中まで黒くなったのを
確かめて収納する。これは乾地黄の調整法である。

3）川芎
　寛永年間は1624年から1643年までの20年であるが、「古は本朝には
なかりしを、寛永の頃長崎よりたねを伝え来て大和にて多く作る」とあ
る。この記載によれば、川芎の種苗は江戸時代の比較的初期に中国から
もたらされ、短期間の間にわが国での栽培が広まったことになる。以下
に記された調整法は、今日の方法と同じ湯通しである。

　　　掘り取る事は十月十一月の間よし。髭をよくむしり、わきの細根
　　も悉く去りて浄く洗い、かわかしおくべし。釜に湯を立て、一あわ

煮て箸にてさして見るに、よくぬくる時其ままあぐべし。煮へ過ればあしし。干し上る事は干し過ると云う事なし。

4）他の薬種
第10巻にあるその他の薬種の調整法については以下のとおりである。

大黄：土気を浄く洗い葛か串につらぬき、干し置きて用ゆべし。是山城の長池などにて作る唐の大黄たねなり。

牡丹：（栽培して）四五年の後根を掘り取るべし。浄く洗い手にておしはり曲らざる様にして干おくべし。売って厚利の物なり。

芍薬：四五年に至りては、其の根大きになり薬種と成るべし。十月の初め掘り取りよく洗い日に干しかたくなりたるを取り置き薬屋に売るべし。

乾姜：生姜のよく肥え実したるを、十一月のころざっと湯煮して石灰に和し、よく干し上げ薬屋にうるべし。

山薬：寒の中に皮を削りさり（鉄をいむ物なり）、長さ三寸余にきり、米の粉をふりかけかきまぜ、糸につなぎ竿にかけ干すべし。又は棚かむしろにも干すべし。よく干し堅まりたる時おさめ置くべし。

紫蘇：薬に用ゆるは、六月炎天に一日に干し上げて取りおくべし。

5）他の巻の薬用に関係する記述
「農業全書」のその他の巻の各論中のところどころにも、薬用に関する記述が散見される。とくに第4巻菜之類には26種類が挙げられているが、そのうちの11種類に薬に関する記述が認められる。その中から、次の3種を紹介する。

蒜（にんにく）：「食毒を解し、腫物にしきて灸をし、鼻血にはすりて足のうらにぬり、はな血やまず早く去るべし。又痔に敷灸をして

よし。源氏物語箒木の巻に、ごくねちのそうやくをふくすとあるも
蒜の事なり。是暑を解する物なる故の詞なるべし。是熱薬にて様々
効能おおき物なり。人家かならず作るべし。」

薑（しょうが）：「生姜の時売余りたるを干姜にすべし。清く洗い
ざっと湯煮してから灰にまぜ乾し上げて、籠などにもりをきて薬屋
にうるべし。生姜にてうりたるに価をとらぬ物なり。若し自分に用
いるは灰を交るに及す。効能ある物にて日用をくべからずといえど
も秋姜を食すれば天年を損ずと医書に見えたり。されども世俗なべ
て秋よく用ゆるものなり。但秋は用捨して多くは食すべからず。」

紫蘇：「薬屋に売るも利分あり。（中略）是に二色あり。葉ちじみて
裏表なく色の濃きを植ゆべし。ちじまずして葉のうら青きは作るべ
からず。薬に入れるにはなお宜しからず。（中略）薬に用いるには
梅雨のやみたる後二三日過ぎて未だ酷暑に至らざる時朝とく葉をつ
み日に干すべし。（中略）紫蘇子を取には猶よく実りてすでにおち
んとする時刈り取り、下に筵かき紙などを敷いて干、小竹にて打ち
て実を取るべし。是又薬屋に売るべし。葉も実も気を散じ気を下し
性よき物なり。」

　紫蘇は、第10巻の薬種の項にも出るが、この第4巻により詳しく出
ている。薬に関係する箇所もかなり詳細である。また前出の「百姓伝
記」第12巻蔽菜耕作集には、「しそを作る事」の項があるが、薬用につ
いての記述はない。

3．和産の薬草を用いた医学へ

　わが国の薬草栽培と国産化に決定的な流れを作ったのは、先稿までに
紹介した享保の改革（1716〜）における本草学者の採薬行や産物調査で
あった。しかしながら、それまでの平和な100年の間に本草学は全国に
広まり、農業技術も進歩して、和産の薬草が栽培生産されるようになっ

ていた。それらはすでに医療の現場でも広く使用されるようになっていたが、わが国独自の漢方医学が確立されてくるのも、この蓄積と官制の振興策と大きく関係している。古方医学の立場から、145種の薬物について撰品を論じた香川修徳による「一本堂薬選」は、享保14〜19（1729〜1734）年の刊行である。

4. 宮崎安貞と貝原益軒

　宮崎安貞著の「農業全書」には、「園に作る薬種」21種を挙げ、その収穫から生薬の調整法までの現場の知識が記されている。彼は筑前福岡藩士で、同じ藩に仕えていた貝原益軒がこの本の序を書いている。「農業全書」は全11巻で、10巻までを宮崎安貞が、付録の第11巻は益軒の兄の貝原楽軒が書いていて、益軒は安貞と特別な関係にあったことが分かる。したがって、安貞の「農業全書」の中には益軒から聞いたなにがしかの情報が加わっている可能性もあり、また逆に、益軒の「大和本草」にも、安貞の見聞・知識が加わっていることが十分に考えられよう。

参考文献

1) 古島敏雄校注『百姓伝記（上下）』岩波文庫、1977年
2) 宮崎安貞『農業全書』岩波文庫、1936年

第3章　貝原益軒と「大和本草」

　本草学は、本来は中国医学の医師（薬師）が用いる薬品を考究・弁別するものであって、医学に密接に関係するいわば薬物学である。貝原益軒の「大和本草」には、この本来の本草学の知識に加えて、歴史や書物

にある物の名前と実物とを対比して調べる名物学や、所々に在る物産について講究する物産学に関係する知識も取り上げられており、医学に関するもの以外の知識も多く記されている。

　本章では、益軒が持っていた薬に対する考えを述べたところを、総論の部を中心に抽出し、紹介したい。

1. 貝原益軒

　貝原益軒は、寛永7（1630）年の生まれ、名は篤信、号は益軒のほか損軒も用いた。父は福岡藩士で、若年より儒学と医学を修めた。出仕後、京都に遊学し稲生若水、木下順庵、黒川道祐、向井元升、山崎闇斎らと交わった。彼らのうちの黒川道祐は、すでに紹介したように、遠藤元理の「本草辨疑」の序を書いている。益軒は、帰藩後は藩の仕事に就いた。「黒田家譜」はその時の編である。元禄13（1700）年、70歳で職を辞し、医学、本草、農学ほかの自然科学の分野に関心を移したという。「大和本草（大倭本草）」16巻は宝永6（1709）年の刊、「養生訓」8巻は正徳3（1713）年の刊である。益軒は、正徳4（1714）年85歳で没した。

2. 「大和本草」の構成

　宝永6（1709）年刊の「大和本草」16巻には図はないが、益軒没後の正徳5（1715）年に「諸品図」3巻が出版されている。

　本書の基本構成は、巻1と巻2は総論、巻3～巻16が各論である。

　巻1は序、凡例、論本草書、論物理からなり、巻2は論用薬、節飲食、数目類である。

　巻3以降の各論（巻）の構成は以下のとおりである。

　　水類12種、火類10種、金玉土石67種（以上巻3）、

穀類26種、造醸類29種（以上巻4）、

草の一　菜蔬類67種（巻5）、草の二　薬類79種、民用類7種（以上巻6）、草の三　花草73種、園草18種（以上巻7）、草の四　瓜類9種、蔓草37種、芳草16種、水草36種、海草28種（以上巻8）、草の五　雑草127種、菌類25種、竹類22種（以上巻9）、

木の上　四木類7種、果木類（以上巻10）、木の中　薬木類32種、園木36種（以上巻11）、木の下　花木40種、雑木92種（以上巻12）、

魚　河魚39種、海魚83種（以上巻13）、水虫、陸虫、介類94種（以上巻14）、水鳥725種、山鳥13種、小鳥36種、家畜4種、異邦禽4種（以上巻15）、獣46種、人類10種（以上巻16）。

また、目録の最後には次のように付されている。

　　右通計千三百六十二種、およそ本草を択取する者七百七十二種、本草の外の群書の中を抄き取者二百三種、和品三百五十八種、蛮種二十九種、この二者本草及群書に載せざる所なり。

「大和本草」には、総計1362種が載せてあるが、「本草綱目」からは772種、それ以外の中国の書物から203種、また和産のもの358種、蛮種29種である。また、和産のものと蛮種とは「本草綱目」や中国の書物には載っていないものであるとしている。

3. 巻2、総論と論用薬から

「大和本草」の第2巻は計92頁あり、「論用薬」「節飲食」「数目類」の3項からなる。記述量では「論用薬」が計68頁で4分の3強を占めるが、この中で、「薬名弁疑」、「本邦誤用薬品」が別項として論じられている。「節飲食」は計12頁で飲食養生に対するもの、「数目類」は計12

頁で、五穀、五味、六陳八新など数字で表現されるものについての論述
である。
　これらの各項については、現代にも通じると思われるところがあり、
その要点のところを以下に紹介する。

1）薬の性情、特徴について
「論用薬」の冒頭には、薬の性情、配合則その他の留意すべきことを、
以下のように述べている。

　　　薬に五味四気七情有り。七方十剤、君臣佐使、昇降浮沈有り。服
　　薬禁忌、妊娠禁忌、飲食禁忌、薬名同異有り。また李東垣証に随い
　　薬を用ゆ。凡例等諸説皆これを本草序例に載せて詳備なり。熟覧せ
　　らずべからず。

　意訳：薬にはそれぞれに五味、四気や七情といわれるような性質があ
り、七方十剤や君臣佐使、あるいは昇降浮沈という薬材の性情に基づく
分類もあり、様々な禁忌もある。薬物には同名異物もある。また、金元
医学の大家李東垣は、証に随って薬を用いている。凡例や諸説について
は本草序例に精しく載っているので熟覧しなければならない。
　次に、

　　　凡そ薬は皆其気偏なり。偏気を以て能病を攻去る。病去らば、服
　　すべからず。常時は只穀肉菜蔬を以て培養すべし。無病の人は薬を
　　服すべからず。参芪朮甘の如きは百薬の上品なれども性為ること亦
　　偏なる。無病の人これを服れば、却て能く病を生ず。況や攻と撃の
　　薬をや。

　意訳：およそ薬というものは気質が偏っている。それでよく病を攻め
去るのであるから、病が去ったら服してはいけない。正常時には通常の

食事でよい。病気の無い人は薬を飲んではいけない。参芪尤甘などは上品の薬であるが、性気は偏っている。無病の人がこれを服用するとかえって病気を生じる。いわんや攻撃の薬はなおさらである。

2）薬の撰別について

薬の選別については以下のように述べる。

　　　凡そ薬を採り用るには、先ず必ず其真偽を辨し、其良否を察し、其同異を考え、其去取を撰ぶべし。
　　　又其産する所の土地の宜不宜を撰ぶべし。産地宜しからざれば性良からず。譬えば諸食品土地によりて其味各美悪あるが如し。

　意訳：薬を採集して用いる際には、まず真贋、品質の良否、異同を考えて、使うかどうかを選択すべきである。採れる土地の良し悪しも選ぶべきである。これは食品が土地の違いによって味の良し悪しに違いが出るのと同じことである。

3）薬の採集について

薬の採集の際に注意すべき点についても詳しく述べる。

　　　次に其採り用る時節をえらぶべし。採る時あしければ性全からず。葉茎を取るものは夏月葉盛なる時朝間とるべし。根を採る物は八月以後二月以前に宜し。若其根の在り處しれたる物は、十二月正月精気の全く根に在り伏蔵して未だ生せざる時とるべし。是を上時と為す。十一月以前二月以後は根の精気渾全ならず。およそ花葉は其盛美なる時、実は其成熟の時、根は其渾全なる時を宜しとす。根をとるには春は早きに宜し。秋は晩きに宜し。其精気の淳濃なる時なり。根も葉も夏秋とる物は日に乾し、冬春とる物は陰乾にすべし。海宝本草に馬志が曰く、草木の根苗九月以前採る者は悉く日に

乾すに宜し。十月以後採者陰に乾して好し。

　意訳：薬は採集する時期を選ばなければならない。採集時期が悪ければその薬性は完全でない。葉茎を採るものは夏の葉が盛んな時朝に、根を採るものは八月以降二月前が良い。若しその根があるところを知っているなら、十二月とか正月の精気がすべて根に在り溜まっていて、芽の未だ出ない時に採るのがよい。これを最上の時期とする。十一月以前と二月以降は、根の精気が渾全でない。およそ花や葉はその盛りに、実は其の成熟時に、根はその渾全なる時が良い。根を採るのに春は早い方がよい。秋は晩い方がよい。その精気が淳濃な時であるからだ。根も葉も夏秋採るものは日に乾かし、冬春採るものは陰乾するのがよい。「海宝本草」に馬志がいうには、草木の根苗で九月以前に採るものは、どれも日に乾かすのがよい。十月以降に採るものは陰乾するのがよい。

４）薬の調製、修治について
　薬の調製法についての記述は以下のとおり。

　　　次に製法を精くすべし。炮炙炒焙煆蒸、蜜製酒製醋製姜製土製塩製童便製等、各其の物に随て宜しきあり。其法に違うべからず。又火を忌み銅を忌み鉄を忌む物あり。是古人品物に制伏の妙ある事を知って、法を立て後人に示したるなり。古人の意を知らずして妄に犯すべからず。又大毒有毒の物、製法疎略にすべからず。

　意訳：製法はきちんとしなければならない。炮炙炒焙煆蒸や、蜜酒醋姜土塩童便を用いた製法など、それぞれの物に適した法があり、違えてはならない。また、火を嫌い、銅を嫌い、鉄を嫌うものがある。これらは、先人が薬材のもつ微妙さを知って、精製の方法を編み出して後人に示したのである。先人の意とする所を知らないで、適当に扱ってはならない。また大毒あるものや毒あるものもその製法を疎かにしてはいけな

い。

5）用薬法について
a．薬の用量
　　次に薬を用いる分量の多少軽重を詳に計るべし。大人小児、表裏虚実、病上に在る下に在るに随て多少を定むべし。

　意訳：次に、薬は分量の多少を病人によって斟酌すべきである。大人と小児、表裏や虚実、病が上にあるか下にあるかに随って、用量の多少を決めるべきである。

b．薬の煎法と服用
　　次に薬を煎する法を詳にすべし。水の好否を撰び、水の多少、薬液の濃淡を詳にし、姜棗を用る分量を考うべし。過不及有るべからず。且薪炭を用るに木と炭に良否あり。煎法に、純補の薬は小服にして文火を用て熟煉し、小ずつ服するに宜し。文火とはやわらかなる火なり。発散疏通の剤は大服にし、武火を以て急に煎じ、煉熟せずして多く服すべし。武火はつよき火なり。薬を服する者も亦、病の上に在る下に在る、飲食宿滞の有無とを考えて服すべし。且一日服薬の多少を詳にして過不及なかるべし。もし此の如くなからんは、其薬方其の病症によく適当すとも効験あるべからず。

　意訳：次に、薬の煎じ方をきちんとしなければならない。水の良し悪し、水の量の多少、薬液の濃淡をきちんとし、もちいる生姜や大棗の量も考慮すべきである。薪炭の木と炭にも良否がある。煎じるのに補薬は文火でゆっくり煎出し、少量ずつ服用し、発散疏通の剤は武火で急激に煎じ、炊き込まないで大量に服用する。薬を服用するものもまた、病が上にあるか下にあるか、飲食物が宿滞しているか否かを考えて服用すべきである。また一日の服用量を決めて過不足の無いようにする。これら

のことを守らなければ、薬剤が症に合っていたとしても効果が現れるとは言えない。

b-1. 利薬は急煎すべし

　　発散消導通利の剤を利薬と云う。利薬は大剤なるべし。小剤なれば薬方は病に応じても薬力よわくして病ふせぎがたし。一服一匁以上なるべし。人の稟賦により病状により一匁半二匁に至るべし。一匁より小服にては効しなし。一服に水一盃半入れ、かわける薪或はよくもゆる炭にて、さかんなる武火をたきて、沸上る時薬を入れ、一盃に煎じわかつて二度に服す。症により人により一度に服す。若し小服なるか若くは急病ならば、一服に水一盃入れて八分に煎じ用ゆ。文火にてゆるく煎ずべからず。久く煎じつめたるは薬力よわし。滓はすつべし。再煎すべからず。滓は薬力うすくよわくして効なし。（句読点筆者）

　意訳：発散剤、消導剤、通利剤をまとめて利薬という。これらは薬量の多い大剤とする。薬量が少なければ、薬方が病気に合っていたとしても、薬力が弱く病を防ぐことが難しい。一服は一匁以上である。病人の質によっては一匁半から二匁まで増やしてもよい。一匁以下では効果がない。一服に水一盃半入れて、乾いた薪やよく燃える炭で、武火を焚いて湯を沸かし、一盃になるまで煎じ、分けて二度に服用する。症状や人によっては一度に服用する。少量を服用したいときや急病の時には、水を一盃入れて八分に煎じて用いる。文火で穏やかに煎じてはいけない。長時間煎じ詰めたものは薬力が弱い。滓はすて、再煎してはいけない。滓は薬力が薄く弱くて効力がない。

　　凡そ利薬は早く煎じて、にえばなの生気ある薬力つよきを用ゆべし。ゆるくねりつめたるは薬力よわし。局方入門などに云えるもこの意なり。是れ利薬を煎ずる法なり。茶を煎ずるに、能くもゆる炭

の猛火にて早く煎じ出し、にえばなを飲めば香味よし。久しく煎じ
たるは、茶気よわくなりて香味好かざる如し。世俗振薬として薬を
袋に入れ、薬なべに水を小盃一つ入れ、沸湯に薬袋を浸して、箸に
てはさみ湯中にて頓にふり動かせば薬汁出るを、早くのめば薬の精
気初めて出、生気ある時薬力つよくして、風寒霍乱腹痛食傷等の急
病に用いて効早し。再沸湯に入れふり出し用ゆ。然れども煎せざれ
ば薬味出ず。只右の如く猛火にて早く煎じて用ゆべし。是利薬を煎
ずる法なり。大抵香蘇散平胃散不換金正気散藿香正気散敗毒散参蘇
飲等の類、凡そ発散消導の薬は此の如く煎ずべし。

　意訳：利薬というものは素早く煎じて、煮えばなの生気があって薬力
の強いものを用いる。ゆっくりと煎じ詰めたものは薬力が弱い。局方入
門などに記されてあるのもこの意である。これが利薬を煎じる方法であ
る。茶を煎じる時、能く熾きった炭火で素早く煎じ出して、その煮えば
なを飲めば香りが強い。長く煎じたものは、茶の気が弱くなって、香り
や味が好ましくないのと同じである。俗に、振薬として薬を袋に入れ
て、薬鍋に水を少盃一杯入れて沸かし、そこに薬袋を浸して、箸で挟ん
で湯中で振り出すと、薬汁が出るのでそれを素早く飲む。これは精気が
強いので薬力が強く、風寒・霍乱・腹痛・食傷等の急病に用いて効果が
早く出る。再び沸した湯に入れて振り出して用いるが、これは煎じてい
ないので、薬味が出ない。強火で素早く煎じて用いるのが良い。これは
利薬を煎じるやり方である。香蘇散、平胃散、不換金正気散、藿香正気
散、敗毒散、参蘇飲などの類い、およそ発散消導の薬はこのように煎じ
るのがよい。

b-2. 補薬は緩煎すべし

　　補剤は小服なるべし。一服一匁或いは八分、人により症により一
　　匁余なるべし。大剤なれば心腹になずみて滞塞す。つかゆれば功な
　　し。一服に水二盃入れ一盃に煎ず。初めより水の中に薬袋を入れ、

火をやわらかにゆるくして煎じつめ、滓に水一盃入れ半盃に煎じつめ、一番煎と合せ三次に空心に服す。久しく煎じ熟したるがよし故滓をも煎ず。是補薬を煎ずる法なり。○補薬は小服にして薬汁をうすくし、つかえざるがよし。つかえては害ありて益なし。補中益気湯など若しつかえば、塩黄耆を用い或いは酒に浸し乾して焙り用ゆ。此の如くすればつかえず。升麻柴胡火を忌む薬なれど、酒にて炒って用ゆ。若し熱なくば、肉桂乾姜を少し加ふればつかえず。是れ古人の法也。又補薬泥滞るに生姜を少過し用ゆ。

　意訳：補薬は少量を服用する。一服は一匁或いは八分で、病人や病状によって一匁余りとする。薬剤が大量になれば、心腹に絡みついて塞滞する。痞えると効果がない。一服に水二盃入れ一盃に煎じ詰める。初めから水の中に薬袋を入れ、火をやわらかに緩くして煎じ詰め、滓に水一盃入れ半盃に煎じ詰め、一番煎と併せて、三回空腹時に服用する。長く煎じて熟成したのが良いので、滓も煎じる。これは補薬を煎じるやり方である。
　補薬は小量を服用し、薬汁を薄くし、心腹に痞えないのがよい。痞えては害があって益はない。補中益気湯などで痞えるようなら、塩黄耆を用いるかあるいは酒に浸し乾かして焙って用いる。このようにすれば痞えない。升麻や柴胡は火を嫌う薬であるが、酒で炒って用いる。もし熱がなければ、肉桂と乾姜を少し加えれば痞えない。これは古人のやり方である。また、補薬が泥滞する時には、生姜を少し過剰に用いる。
「大和本草」巻之六、薬類の黄耆の項にも、「今案ずるに、心腹に泥滞し気を塞ぐには酒に浸し焙り、或いは塩水に浸し焙るべし。蜜灸は泥滞す」とあり、酒や塩水を使って焙るのはよいが、蜜では泥滞するとある。

b-3. その他の煎薬に関する注意
　凡そ薬を煎ずるに、新汲水を用ゆ。煎じ鍋は陶器（ヤキモノ）を用べし。又甕（ジ）

器と云う。銀器にて煎ずるもよし。銅器あしし。銅気出やすし。水を量る盃は内の白きを用いて、塵埃の有無を察すべし。盃の大さは水をはかりて水の重さ五十匁を容るほどなるを用べし。是より大なれば薬汁うすし。是より小なれば薬力達せず。生姜補剤には一貼に一片加う。一片の重さ二分なるべし。発散の薬には二片加う。一片の重さ上に同じ。何れも皮ともに用ゆ。皮を去るべからず。煎湯は温熱を用べし。弘景日湯を服すに寧小沸せ令熱れば下り易し。冷れば則ち嘔湧す。〇棗は生なる時大にして紅に熟したるを取て、よく乾して後蒸て又乾して用ゆ。ほして後うるいなく、かわけるをば用べからず。薬に加ふるに、大棗の核を去て一服に一個の半を加え、半は残すべし。多く加うべからず。泥滞りて薬力を妨ぐ。薬のつかゆる病人には棗を去るべし。

　意訳：薬を煎じるには新たに汲んだ水を用いる。煎じ鍋は陶製を用いる。磁器ともいう。銀製の器で煎じるもよい。銅器は悪い。銅の気は出やすい。水を量る盃は内側が白いものを用いて、塵埃の有無をよく観察する。盃の大きさは、水を量ってその重さが五十匁ばかり入るようなものを用いる。これより大きくては薬汁が薄くなる。これより小さければ煎薬の薬力が十分にはならない。生姜は補材には一服に一片を加える。一片の重さは二分である。発散の薬には二片を加える。一片の重さは上と同じ。何れも皮付で用いる。皮を去ってはいけない。煎じた薬湯は温熱のものを用いる。陶弘景は薬湯を服するのに穏やかに沸かして温めたものは、痞えず下りやすい、冷たければ嘔湧する。

　棗は生のときには大きく紅色に熟したものを取って、よく乾かして後蒸して又乾かして用いる。干した後に潤いがなく、干からびたようなものは用いない。薬に加えるのに、大棗の核を取り去って、一服に一個の半分を加え、半分は残すのが良い。多く加えてはならない。泥滞して薬の力を妨げる。薬の痞える病人には棗を去る。

補薬を煎するに、多水を用ゆ。初は武火にて煎じ、沸上りて後は文火にて久く煎じ、煉つめて熟し、薬汁を少くとり少ずつのむべし。多く服すれば停滞して害を為す。発散消導の薬は久しく煉るべからず。早く煎じて生気のつよきを用ゆ。少水を用いてせんじ薬汁を多くとり多く服すべし。多からざれば邪をせむるちからなし。補薬は少ずつ久しく服して功を取る事緩かなるべし。利湯は多く服して功を取る事速なるべし。利湯は久服すべからず。

　意訳：補薬を煎じるには多量の水を用いる。始めは武火で煎じ、沸き上がった後は文火で長く煎じ、煉りつめて熟成し、薬汁を少量取り、少しずつ飲む。多量に飲めば、停滞して害を及ぼす。発散消導の薬は長く煉らない。素早く煎じて生気の強いのを飲む。少量の水を用いて煎じ汁を多く取り、多量を服用する。多量でなければ邪を攻める力がない。補薬は少しずつ長く服用して、緩やかに効果をあげるのである。利湯（利薬）は多量を服用して、効果が速やかである。利湯は長く服用すべきではない。

6）薬剤の調製について
a．丸薬の大小
　丸薬のサイズには様々なものがあるが、「論用薬」中では以下のように記している。

　方書に丸薬の大さに弾丸の如と云あり。本草枇杷の集解に蘇頌曰く、枇杷の大弾丸の如といえり。弾丸はだんご弓と云物の玉なり。はじきて鳥を射る機器なり。今本邦の小児の玩する所のはじき鉄砲の類なり。又枸橘の集解に時珍云、枸橘実を結こと大さ弾丸の如といえり。此の二物を以て弾丸に準すべし。丸薬梧桐子の大如とは序例に二大豆を以之に准うといえり。梧桐子は青桐の子なり。其大さ胡椒ほどあり。又本草梧桐の集解に時珍が曰く、梧桐子の大は胡椒

の如といえり。今試るに梧桐子と胡椒の大さ能合えり。然れば則梧
桐子の大の如といえるには、胡椒の大さの如くすべし。是れ端的の
事なり。日本の大豆は胡椒より大なり。二大豆は弥大なり。準と為
すべからず。雞頭子の大の如しといえるは、芡実一粒の大なり。芡
実の苞其形雞の頭によく似たり。故に芡実の異名を雞頭実と云う。

　本草書の記載例からの引用である。丸薬には大きなものでは枇杷の
実、ダンゴ弓の玉、枸橘（カラタチ）の実サイズのものがあり、また梧
桐子、胡椒、雞頭子、芡実の大きさのものがある。
　文中「梧桐子の大きさが大豆二個分」とあるが、白井光太郎は、これ
は一個分の誤りであるとする。我々の知る大豆なら白井の言うとおりで
ある。

b．煉蜜での製丸
　煉蜜を使用した製丸については以下のとおりである。

　　細末したる薬を蜜に和して丸するに、日々に多くのむ薬は、薬末
　十匁煉蜜六匁水四匁余を加え、蜜と水とまぜて抹薬を和すべし。蜜
　多ければ甘味腹中に泥滞してあしし。たとえば本邦の薬剤の内甘草
　を減ずるが如し。若し薬末かわかば水を加うべし。蜜に和して小杵
　にてつく事多きに宜し。力者に久しくつかするべし。多く合するに
　は石臼にてつくべし。よくつきて一夜おきて能く相和して翌日丸す
　べし。丸して早く日に曝すべし。よくかわきて納めつくべし。久し
　く貯えてまれには少しのむ薬は薬末百六十匁煉蜜百二十匁清水四十
　匁合せ和すべし。蜜丸を服して食気停滞しやすき人は蜜を減じ水を
　増すべし。

　意訳：細末にした薬を煉蜜に加えて丸薬に製するとき、日々よく飲む
丸薬より、長期に蓄えてまれに少し飲むような薬の方は煉蜜の比をやや

多めにする。ただし、煉蜜が多いと甘味が腹中に泥滞するので、食気が滞りやすい人は、煉蜜の分量を減らし水を増やすのがよいとする。もし薬の粉末が乾くなら水を加え、煉蜜に加えてよく搗き、一夜置いて、能くなじませて、翌日丸薬に製する。丸薬は製してすぐに日に曝し、よく乾いたものを収納する。

　長期に蓄えておいてまれに少し飲むような薬は、薬末百六十匁煉蜜百二十匁清水四十匁を合わせて作る。煉蜜の丸薬を服用して食気が停滞しやすい人は、煉蜜を減らし水を増やして製する。

　c．糊での製丸
　糊を用いて丸薬を製する時の注意を以下のとおりに記している。

　　　薬を糊にて丸するに、掌中に糊付きて丸じがたきに胡桃仁を細にすり砕き其油を少掌ろにすりて丸ずべし。又金箔辰砂を衣とするに丸して糊かわかざる時早く辰砂の水飛して乾きたる末に入れて丸薬を転ずべし。金箔を衣とするも同じ。丸薬に湿りある内に早く衣を加うべし。此の事本草蒙筌にのせたり。若しすでにかわきたらばうすき水のりを掌につけて掌中に丸薬を入れもみ合せ湿して即辰砂の末を入れて転ずべし。

　意訳：掌に糊が付いて丸薬にし難い時には胡桃仁（クルミ）を細かく磨り砕いてその油を掌にすりこんで製丸する。金箔や辰砂を衣とするときは、丸めて糊が乾かないうちに、その粉末に入れて丸薬を転がし、素早く衣を着けるのがよい。この事は「本草蒙筌」に載っている。もし、既に乾いているなら、薄い水糊を掌につけて、丸薬を入れて揉み合わせ湿らせて、すぐ辰砂の末を入れて転がす。

　d．虫害、黴害の多い薬の取り扱い
　虫害や黴害に遭いやすい薬物や調整薬の保存については、以下のとお

りである。

　刻める薬丸したる薬細末したる薬、或いは甘草人参白朮当帰川芎
白芷地黄山薬玄参防風酸棗仁貝母南星麦芽神麹澤瀉等の、虫くいや
すくかびやすき薬は、皆四月の晴日に曝し乾すべし。若し然らずし
て梅雨に逢いかび出れば性損ず。蟲生ずれば弥あしし。早くほすべ
し。又梅雨の後ほすべし。秋に至りても乾すべし。中に就当帰白芷
山薬など時々日に曝ざれば<ruby>曝<rt>ホサ</rt></ruby>虫生じやすし。虫生じたるは性あしし。
用べからず。又烈日に度々ほせば性うすくなる。然れども虫にくわ
しめんよりは時々ほすべし。暫時ほすべし。久しくほすべからず。
ほして後口せばきつぼに入れ口をよく封じおくべし。又妙香散安神
散参苓白朮散川芎茶調散等の散薬六味丸八味丸朱砂安神丸等の、蜜
にて丸じたる薬黴生じ易し。時々少しの間日に曝すべし。久しく日
にほせばうすく成る。

　意訳：刻み薬、丸にした薬、細末にした薬、あるいは、甘草、人参、
白朮、当帰、川芎、白芷、地黄、山薬、玄参、防風、酸棗仁、貝母、天
南星、麦芽、神麹、澤瀉等の虫が喰いやすく、黴やすい薬は、四月の晴
れた日に曝して乾かすのがよい。そうせず梅雨で黴が出れば性が損なわ
れる。蟲が湧けばさらに悪い。梅雨の後も、秋に至っても干すのが良
い。とりわけ、当帰、白芷、山薬などは、時々日に干さないと虫を生じ
やすい。虫が生じたのは性が良くなく、用いてはならない。また、強い
日に度々干せば性が薄くなる。けれども、虫に食わせるよりは良い。暫
く干す。長く干してはいけない。干した後は口の狭い壺に入れ、封をし
ておく。また、妙香散、安神散、参苓白朮散、川芎茶調散等の散薬や、
六味丸、八味丸、朱砂安神丸等の煉蜜で製した丸薬は黴が生じやすい。
時々少し日にさらすのがよい。長く日に干すと性が薄くなる。

e．米の糊の注意

米の糊で丸薬を製する場合の注意は以下のとおりである。

　　米の糊を用て薬を丸するに、三年を経たる粳或いは籼米の陳倉
米を用い、臘月の水に一夜浸し明日蒸て飯とし、陰乾にし収置き細
末して、煮てうすきのりにして丸すべし。完穀にて煮たるのりにて
丸ずれば消化しがたし。中就、脾胃の薬はうすのりにて小丸にすべ
し。早く消化せしめんがためなり。糊多ければ化しがたし。大丸な
れば消しがたし。

　意訳：米の糊を用いて薬を丸とするのに、三年を経た粳米あるいは籼
米（粳米の中でもさらにもち性の少ないもの）の陳倉米を用いて臘月
（旧暦十二月）の水に一夜浸けて翌日蒸して飯にして陰乾して収納して
おき、細末にして煮て薄い糊にして丸にする。末にしていない完穀を煮
てつくった糊で丸薬とすると消化しにくいものとなる。とりわけ、脾胃
の薬は薄糊で小さな丸薬にする。早く消化させるためである。糊が多い
と消化しにくい。大きな丸薬だと消化しにくい。

f．丸薬に製せられる薬の準備

次に、丸薬にされる薬剤末の注意点について、例示して記している。

　　丸散の薬は先ず刻み細にし日に乾して、石臼にて磨或は薬研にて
礦る。一種ずつ別々にくだく、あり合せてくだくあり、物によるべ
し。天門麦門地黄玄参五味子などの潤える薬は、分両を増して刻
み、別につきくだき、日に乾して搗く。若し陰雨にあわば、微火に
てあぶりかわかしてくだき、各其分両ほど本薬に加うべし。龍麝朱
砂巴豆などの類、混同しがたき薬をば、別に研で後に一二加るな
り。方中に另研とあるは別に研ぐと同じ。另の字補買の切別なり。

　意訳：丸薬や散薬にする薬は、刻んで細かにし、日に乾かして石臼あるいは薬研でくだく。天門冬、麦門冬、地黄、玄参、五味子など潤いのある薬は分量を多くし、別々に搗き砕き、各々その分両を本薬に加える。龍脳、麝香、朱砂、巴豆などの類いの混ぜ合わせにくい薬は別に研いで後でひとつにする。

g．薬材の調製と保存
また、薬材の保存などについても、以下のような記述がある。

　　紫蘇薄荷益母澤蘭などの類、早朝に生葉をつみとり一葉ずつ蟲と土沙を去てよく洗い、一日日にほし翌日よりかげぼしにすべし。久旱にあえば其の葉の形色気味あしくなる。雨後暘前早く収むべし。薬物により陰乾にして腐敗する物あり。日に乾宜し。本草序例に此の事を論ぜり。

　意訳：紫蘇、薄荷、益母草、澤蘭などの類いは、早朝に葉をつみ取って、一枚ずつ蟲と土沙を取り去ってよく洗い、一日日に干し、翌日から陰乾しにする。長く日照りが続けばその葉の形、色、気味が悪くなる。雨後日が照る前に素早く取り入れる。薬物によっては陰乾すると腐敗するものがある。日向で乾かすのがよい。本草序例にこのことを論じている。
　なお、本段落は「論用薬」では3と4の間に位置しているが、ここにまとめた。

　　凡そ刻まざる薬は、口のせばき罌に納め置き口を能封しおくべし。久を歴て性変わらず。茶を壺に納め封するが如くすべし。

　意訳：刻まない薬は口の狭い甕に入れて口をしっかりと封をしておく。時間がたっても性状が変わらない。茶を壺に入れて封するのと同じ

である。

　　　諸薬香気ある物、肉桂丁香沈香白檀木香良姜乾姜山椒砂仁白豆蔻
　　茴香牡丹芍薬等、刻んで日久きを歴れば香気散じて性薄くなる。一
　　時に多く刻むべからず。当時用うべくほど刻むべし。肉桂丁香など
　　刻み末したるは一夜をへても気味うすくなる。

　意訳：香気のある薬、肉桂、丁香、沈香、白檀、木香、良姜、乾姜、
山椒、砂仁、白豆蔻、茴香、牡丹、芍薬などは、刻んで日を経ると香気
が散り性が薄くなる。一時に多く刻んではならない。使う時に必要なだ
けを刻む。肉桂、丁香など刻んで粉末にしたものは、一夜置いても気味
が薄くなる。

　　　凡香気ある物は皆火をいむ。肉桂丁香沈香木香乳香藿香硫黄白檀
　　白芷龍脳麝香胡椒紫蘇薄荷荊芥薫陸等是なり。火を犯せば香気耗散
　　ずる故なり。

　意訳：香気あるものは皆火をきらう。肉桂、丁香、沈香、木香、乳
香、藿香、硫黄、白檀、白芷、龍脳、麝香、胡椒、紫蘇、薄荷、荊芥、
薫陸などである。火を加えると香気が消耗・揮散するからである。

7）別項：本邦誤用薬品について
　本項は漢文体で記されてあるので、以下のように現代文とした。

　ａ．人参
○人参：篤信（益軒）は謂う。世間の医者は人参の代用として菁苨、
　桔梗、漏蘆、防葵、節人参などの味苦いものを用いる。然しなが
　ら、これらは性味がそれぞれ異なっており互いに類似していない。
　これらは洩濫悪の物であり代用してはならない。世に謂う所の徒ら

に益無く害があるものだ。もし真正の人参を得られず代用するとすれば、沙参、羊乳根なら可である。この二品は性が軽薄であり、死を起こし生を回す人参のような起死回生の功能は無いけれども、多量に用いると滋養し、わずかに補する力がある。ただ平淡にして毒無く人を害しない。故に張潔古（張元素）は、沙参を以て人参に代わるとしている。誠に故あることである。

　益軒は、薺苨、桔梗、漏蘆、防葵、節人参は人参の代用とならない、また、辛うじて可とするものは、沙参と羊乳根だとする。
　わが国では、薺苨（セイネイ）はソバナ *Adenophora remotiflora*、漏蘆はヒゴタイ（キク科）、防葵はボタンボウフウ（セリ科）、節人参はチクセツニンジン *Panax japonicus*（ウコギ科）、沙参はツリガネニンジン *Adenophora triphylla*、羊乳根はツルニンジン *Codonopsis lanceolata* を充てる。ソバナ、キキョウ、ツリガネニンジン、ツルニンジンは、いずれもキキョウ科植物で、根の形状が人参と似ているところがある。また、ニンジンと同属のチクセツニンジンは現在では、柴胡剤などに処方される。

　b．五味子、沙参、柴胡、升麻、神麴
　○五味子：朝鮮より来るものはまさしく五味が有り、用いてよい。中華から来るものは次品で、本邦に産するもののようだ。これらは味が苦に偏っていて、恐らくは滋補収斂の功が無く、また滲泄通利の思いがあるかもしれず用いてはならない。
　○沙参：登登岐（トトキ）と羊乳根とを用いるのが良い。本条において詳述する。
　○柴胡：鎌倉柴胡を用いる。本草の記述と相合っている。雛腿兒（カワラサイコ）は用いてはならない。本条に詳述する。
　○升麻：わが国で升麻と俗称するものに二種がある。皆真物ではない。中華より来る蒼碧な色の物を用いるのが良い。

○神麹：家で製して決まったやり方で作るのが良い。薬舗で贋り製したものは用いてはならない。

朝鮮由来のものは正品北五味子でチョウセンゴミシ *Schisandra chinensis*、中華およびわが国産のものは南五味子で、同じマツブサ科のビナンカズラ *Kadsura japonica* による。

登登岐（トトキ）はツリガネニンジン、羊乳根は前出。

鎌倉柴胡はミシマサイコ *Bupleurum falcatum*、カワラサイコはバラ科の *Potentilla chinensis* で別物である。

中国産の升麻は *Cimicifuga dahurica* 由来の黒升麻など数種類がある。「蒼碧な色」の升麻がこの種類を指すのかどうかは不明。

c．枳実・枳殻、栝樓仁・栝樓根・天花粉、胡黄連、百部

○枳実・枳殻：わが国の俗では誤って拘橘を用いるが違っている。中華から来る真なるものを用いるのが良い。

○栝樓仁・栝樓根・天花粉：これらに王瓜を用いてはならない。王瓜は和名玉章と称するものである、また一種栝樓に似て非なる粗悪の物がある、採用してはならない。本条に詳しく述べる。

○胡黄連：わが国の俗では古来誤って千振草を用いているが、これではない。中華の真なるものを用いるのがよい。

○百部：わが国の俗では女青をもって百部としているが、違っている。

枳実・枳殻はダイダイやナツミカンなどの *Citrus* 属植物の果実だが、拘橘は属の違うカラタチ *Poncirus trifoliata* 由来である。

中国産の栝樓仁・栝樓根・天花粉は、*Trichosanthes kirilowii* のそれぞれ種子、根、でんぷんである。わが国のキカラスウリ *Trichosanthes kirilowii* var. *japonicus* は変種で、オオカラスウリ *T. bracteata* とともに用いられた。王瓜はカラスウリ *T. cucumeroides* で、その種子の特異な形状

から玉章（たまずさ）というのはよく知られている。代用としない。

　胡黄連はヒマラヤ山系に産するゴマノハグサ科の *Picrorrhiza kurrooa* の地下部である。一方、千振草はリンドウ科のセンブリ *Swertia japonica* の全草で、まったく別物である。

　百部はツルビャクブ *Stemona japonica* やタチビャクブ *S. sessilifolia* の根、女青はわが国ではヘクソカズラに充てることもある。

　d. 何首烏、狗脊、縮砂・良姜、藜蘆、百合
　○何首烏：近年生根が中華より来た。若水は、わが国で俗にケイ薯*
　　を用いるというのは違っていると言っている（*ケイは草冠に口、
　　ルビはケイモヲとある）。
　○狗脊：わが国では俗に誤って紫蕨（ゼンマイ）を以て狗脊としてい
　　る。是れは違っている。
　○縮砂・良姜：わが国では俗に杜若子を伊豆縮砂と称してこれを用い
　　ている。またその根を良姜としている。両方とも間違いである。
　○藜蘆：今では万年青を用いているが違っている。草医も薬室もとも
　　に誤っている。
　○百合：巻丹を用いるのは違っている。白花のものを用いるのがよ
　　い。

　何首烏はタデ科のツルドクダミ *Polygonum multiflorum*、ケイ薯はヤマノイモ科のカシュウイモ *Dioscorea bulbifera* f. *domestica* で別物である。

　狗脊（クセキ）はタカワラビ *Cibotium barometz* ほかの根茎、全体に長い毛で覆われたものを市場では金毛狗脊と称する。ゼンマイは *Osmunda japonica*。羊歯の仲間は形状が類似し、特徴が見分けられなければ、正鵠を期しえない。

　熱帯に多く原産するショウガ科植物も鑑別は難しいものがある。縮砂は熱帯アジア産の *Amomum xanthioides* の種子、良姜は *Alpinia officinarum* の根茎である。杜若はアオノクマタケラン *Alpinia chinensis*

で、かつてその種子を伊豆縮砂として代用とした。

　藜蘆（リロ）はユリ科のシュロソウ *Veratrum* 属植物の地下部であるが、わが国では万年青、オモト *Rohdea japonica* の根茎を代用とした。偽品である。

　生薬の百合はユリ *Lilium* 属植物の鱗茎である。原植物はテッポウユリに近い *L. lancifolium* とされる。巻丹はオニユリである。

　e. 山薬・山梔子、芍薬、羌活、青皮・陳皮、朱砂
○山薬・山梔子：そのほか山に在るものを用いることや、山の字を冒せるものについては、その意を知るべきである。田畑で栽培したものは食料や染色料である。薬用としない。
○芍薬：家園の種は用いるべきでない。
○羌活：中華の産のものを用いるのがよい。本邦で羌活と称するものは是ではない。本草に記載される羌活は其の気が雄であるが、本邦産の羌活の気は果たして雄であるかどうか。
○青皮・陳皮：中華から来るものは良品であり、それを用いるのがよい。
○朱砂：即ち辰砂である。銀朱を用いる者が有るが、大変な間違いである。

　野生のものを「山」の字をつけて栽培品との違いを明示することは、古くからなされてきた習慣である。薬物についても一般には野生のものは性が強い、効果がある、とされるが、一概には決められない。
　わが国の芍薬は大陸由来であり、すべて栽培品である。益軒の言は、花を愛でるために多肥で栽培するものということであろう。わが国に野生するヤマシャクヤク *Paeonia japonica* はあくまでも代用品である。
　羌活（キョウカツ）はセリ科の *Notopterygium* 属植物の根茎である。わが国ではシシウド *Angelica pubescens* の根と根茎が使われてきた。
　青皮・陳皮はいずれもウンシュウミカンなど *Citrus* 属植物の果実で、

青皮は未熟の果皮、陳皮は完熟の果皮である。

　朱砂と辰砂は同じ硫化水銀 HgS で、丹砂あるいは真砂ともいわれる。合成品は霊砂または銀珠ともいう。

　f．乾漆、白鮮皮、蒼朮・白朮、雷丸、藿香、香薷・薄荷、蜜
○乾漆：粗工で石炭を用いるものがいる。甚だしい誤りである。
○白鮮皮：木槿皮を用いるのは違っている。
○蒼朮・白朮：中華より来るものを用いるのがよい。
○雷丸：大風子をもって雷丸とするのは違っている。
○藿香：本邦の種を用いてはならない。ただし中華より来るものといえども、香気無きものを用いてはならない。薬舗で青葉と称するものは用いてよい。
○香薷・薄荷：いずれも香気があり辛味のあるものを用いるのが良い。臭気があり、香の無いものは用いてはならない。薄荷では龍脳薄荷と称するものは良い。非薄荷と称するものはよくない。
○蜜：薬舗は往々にして砂糖を以て贋造する。用いてはならない。山中の村落に産する真正なものを撰ぶがよい。

　乾漆はウルシ樹液を乾燥して固めたもの。

　白鮮皮はミカン科のハクセン *Dictamnus dasycarpus* ほかの根皮。木槿皮はアオイ科のムクゲ *Hibiscus syriacus* の樹皮。別物である。

　朮類生薬の基原植物については近年整理されている。わが国産のオケラ *Atractylodes japonica* の根茎は白朮になる。

　雷丸はサルノコシカケ科のライガンキン *Polyporus mylitae* の菌核である。大風子はイイギリ科の *Hydnocarpus anthelmintica* の種子で、まったくの別物である。

　藿香はシソ科のパチョリ *Pogostemon cablin* の全草または葉を用いる。わが国ではカワミドリ *Agastache rugosa* を充てる。益軒のいう薬舗の「青葉」が何かは不明。

香薷には多くのシソ科植物が基原に挙げられる。日本産のものはナ
ギナタコウジュ *Elsholtzia ciliata* である。薄荷は *Mentha arvensis* である。
龍脳薄荷については、「本草綱目」草部、第14巻、「水蘇」の項の一釈
名として記載がある。この「水蘇」の基原植物は、東アジアに広く分布
するケナシイヌゴマ *Stachys japonica* とされている。
　天然の蜂蜜は蜜源となる植物ほかの要素で品質が様々である。現在市
販されているものの多くは、それらを精製したもので、麦芽糖など添加
されているものがある。

g．本邦誤用薬品に対する益軒の意見
　以上、27の薬物についての誤用品類の紹介をしてきたが、益軒は本
項の最後に以下のようにまとめの言を附している。

○篤信は謂う。わが国で古くから誤用してきたものは、大概以上述べ
　てきたところである。この他にも真正でないものも恐らくはさらに
　多いだろう。本当のことだが、薬を用いる際の真贋良否の鑑別は、
　患者の死生安危に繋がるところである。薬を撰択し精撰しないわけ
　には行かない。若し真正でなくまた良品でないものを出鱈目に用い
　れば、即ち患者に害を及ぼすところは軽くはないから、薬を用いる
　ものはまさに細心の注意を払うべきところである。旧習に拘泥する
　者に、薬物の揀択去取の方策を考えろと言っても、執滞して考えを
　換えない。習っても本質を見ないというのであろう。嘆かわしいこ
　とだ。

4．各論中の薬種

1）薬類79種について
　巻六、草の二に挙げられた薬草類79種および民用類 7 種を以下に挙
げる。

人参、沙参、桔梗、薺苨、甘草、白朮・蒼朮、黄耆、当帰、地黄、
紫蘇、薄荷、川芎、荊芥、萎蕤、黄精、地楡、香附子、忍冬、続
断、葶藶、連翹、附子、茵陳、細辛、車前、麦門、沢瀉、独活、羌
活、紅花、黄連、瑣陽、巴戟、胡黄連、防風、柴胡、升麻、夏枯
草、三稜、遠志、木通、天南星、半夏、蒺藜、藜蘆、砂仁、白豆
蔲、草果、木香、射干、白及、五味子、冬葵、穀精草、胡椒、山
薬、百合、白芷、零陵香、括蔞、貝母、藿香、馬鞭草、豨薟、艾、
竜胆、葛根、蓖麻子、淫羊藿、紫菀、鬱金、土茯苓、牽牛子、天名
精、百草、百草霜、威霊仙、蔓荊子

民用類7種　大麻、苧麻、商麻、イチビ、木綿、芒、煙花

　この中には、繁用のもの以外にやや馴染みの薄いものもある。それら
について、「大和本草」の記述も添えて、以下に少し補足しよう。

薺苨、ソバナ *Adenophora remotiflora*、近縁のツリガネニンジン *A.
　triphylla は沙参。

萎蕤、一般に萎蕤（葳）はナルコユリ *Polygonatum falcatum*、黄精は
　アマドコロ *Polygonatum odoratum* を充てる。益軒の説明では、「黄
　精と萎蕤と相似たり、黄精は茎青し、萎葳は茎紫なり」とあり、薬
　屋では生姜手と地黄手とがあって、ツクネイモのような前者が黄
　精、細長い後者が萎葳である、また萎葳の和名として「京都にてか
　らすゆりと称す」、黄精の根は「萆薢（オニドコロ）に似たる故に
　あまどころと云う」とする。

地楡、ワレモコウ *Sanguisorba officinalis*、現代では問題ないが、当時
　は次のように多少の混乱もあったようである。
　　　われもこう也、京大坂の植木屋にあり。のこぎり草を地楡とす
　　　るあやまり也。別にわれもこうと云物あり、芒類なり、花穂のご
　　　とく、萩花に似たり。

葶藶、イヌガラシ *Rorippa indica*、近縁にスカシタゴボウ *R. islandia*

がある。

三稜、ミクリ *Sparganium electrum*。

蒔蘿、イノンド *Anethum graveolens*、

　　　小茴香なり、子をまけば、其の年みのる。（中略）蛮流の医之
　　をもちゆ。是蕃国より来る。いのんどは蕃語なり。

藜蘆、シュロソウ *Veratrum nigrum*。

穀精草、ホシクサ *Eriocaulon sieboldianum*、わが国には同属のものが
　　約10種ある。益軒も類似品について以下のように記している。

　　　沢中水田の中に叢生し葉中より一茎を抽して其の形藺（イ）に
　　似て茎の末に白花の円きあり。但見分けがたし、多くは真の穀精
　　草に非ず。

豨薟（キケン）、メナモミ *Siegesbeckia pubescens*。

天名精、ヤブタバコ *Carpesium abrotanoides*、

　　　実を鶴虱と云う。和名、はまだかな又いのしりくさと云う。葉
　　は烟草に似て皺あり長し林中に多し。故に近世の俗やぶたばこと
　　云う。葉をもんで腫毒につくれば、能く消す。金瘡の血を止む毒
　　虫のさしたるにもんでつくべし。蛇毒に最も良し（後略）。

２）薬木類32種

また、巻十一木の中　薬木類は以下の32種である。

　　樗、椿、秦皮、山茱萸、胡頽子、木半夏、蘆会、厚朴、芫花、五倍
　　子、孩兒茶、百薬煎、鬼箭、常山、丁香、桂、樟脳、檀香、沈香、
　　槐、茯苓、枸杞、五加龍脳、側柏、梔、黄蘗、楝、皂莢、枳実・枳
　　穀、阿魏、桑寄生、呉茱萸

同様に補足する。

　　樗（チョ）、ニワウルシ *Ailanthus altissima*。

胡頽子（コタイシ）、ナワシログミ *Elaeagnus pungens*。
孩兒茶（ガイジチャ）、アセンヤク *Decoction of Acacia catechu*。
鬼箭、ニシキギ *Euonymus alatus*。
棟、センダン *Melia azedarach*。
皂莢、中国産のトウサイカチ *Gleditschia sinensis*、日本のサイカチ
は *G. japonica*。

3）各論中の事例から

　江戸時代には、わが国の漢方医学で国産の薬草が多く使われるように
なったが、中には中国産より良質のものもあり、完全な代用品として使
われるようになったものもある。ここでは、その代表例としての当帰と
黄連の記述を紹介する。

a．当帰

　山州長池の辺に多くつくる。江州膽吹山の自然生は根の形小なれ
ども、乾して香気甚しく油色の如し。自然生と圃にうふると形味同
じからず。自然生は形小さし圃にうふれば大也。凡薬は中華の産を
佳と為す。然し長池の当帰、大和の地黄は唐にまされりと云う。伊
吹山の外にも高山所々にあり。圃に栽るに風ふき通ぜざる所にうふ
れば、花開くことまれなり。当年生ずる地をかえ他所にうつし三年
に至りとれば根大なり。其年にとれば小なり。植処のめぐりに他草
生せば抜去べし。生なる時煮て食するに味よし。生なるを其のまま
かげ干したるは年を経ても潤あり。味甘く虫はみやすく久しく保ち
がたき故、薬店にあるは皆蒸煮てほしたる物なり。故性よわし。長
池より来る生なるを乾かして、熱湯に浸して又乾すべし、此の如く
すれば虫くわず性よし。味最よし。よく乾たるを口せばき壺に入て
固く封じ、時々ほせば虫はまず。身尾ともに其ままおけば虫はみや
すし。身と尾と別に悉く引さくべし。大なるは二に割るべし。刻み
置きて日久しければ、かび生じ気味かけてあしし。

b．黄連

　常州の山産尤も佳なり。加州の産多し。是亦よし。奥の会津また
芸州にも多し。葉はひかげのかずらに似たり。日本の黄連性よし。
故に中華朝鮮にも日本より多くわたる。中華の書にも倭黄連を良と
す。

　この2例に見られるように、記載内容が産地、種類、品質、栽培法、
生薬調整法などに限られていて、効能効果が述べられていないものもか
なりある。

5.「大和本草」の博物学的性格について

　白井光太郎（1863－1932）は幼少より「大和本草」に親しみ、昭和
7（1932）年に「考註大和本草第一巻」を著した。その序には白井が大
正2（1913）年に行った益軒先生二百年記念祭における講演録「博物学
者としての貝原益軒」が載せられてある。

　そこには、

　　先生（益軒）ハ凡テノ事ニ通ジテ居ラレタ、即チ『ユニヴァサ
ル・ジェニアス』デ、凡テノ天才ガアッタモノデアリマス。唯々一
科目ダケニ優レテ居ッタノデハナイ。其處ガ先生ノ偉イ所デアリマ
シテ、道徳ノ方デハ、神道デアルトカ、仏書デアルトカ、儒書デア
ルトカ、凡テヲ見ラレタ。又其外天文地理、博物、農学、医学ト云
フヤウニ総テ研究サレタ。非常ナ学者デアッタノデアリマス。

　とあり、益軒が道徳、神道、仏書のほか、天文地理、博物、農学、医
学というような、極めて多方面に通じていた大変な学者であったとあ
る。そして、「大和本草」については、

　先生ノ時代ニハ今日ノ所謂博物学ト云フモノハナカッタノデアリ
マス。今日ノ博物学トハ先生ノ時代ノ博物学ト違ッテイル。其ノ代
リニ、本草学、名物学、物産学ト云フ此ノ三ツノ科目ガアッタ。其
ノ三ツヲ合シタモノヲ先ヅ博物学ト云フノデアル。本草トハ何カト
云フト、漢方ノ医者ガ用フル所ノ薬品ヲ講究シタルモノデアッテ、
即チ医者ノ学問ニ関係ノアルコト。(後略)

　大和本草ト云ウ書物ハ、先生ガ、多年間此等ノ本草、名物、物産
ニ付イテ講究セラレタ結果ヲ網羅シテ一部ノ書物ニ綴ラレタモノデ
アリマス。

と紹介しており、当時の本草学、名物学、物産学をまとめた一種の博
物学書であるとしている。

第4章　香川修庵と「一本堂薬選」

　わが国の本草学は、「本草綱目」を手本として江戸期に多様な展開を
したが、その一つは貝原益軒の「大和本草」や小野蘭山の「本草綱目啓
蒙」に代表されるように、薬物学から次第に博物学的傾向の強いものと
なっていった流れであり、もう一つは、医師の立場からの臨床に重心を
置いた薬物学の流れであった。この二つの流れは、「本草綱目」の内容、
すなわち各論の項目で言えば、前者では釈名や集解に、後者では修治、
気味、主治により焦点を合わせたものと言える。

　本章では、後者の典型である、香川修庵の「一本堂薬選」を概観して
みたい。

1. 香川修庵

　香川修庵(1683–1755)は、播州の生まれで、名は修徳、修庵、一本
堂は号である。儒学を伊藤仁斎に学んだが、後に後藤艮山に医学を学ん

だ。一本堂という号は、儒者と医者とは一つであらねばならないという
彼の信念を謳ったものであるという。

「一本堂薬選」は享保16（1731）年に上編と中編が刊行された。修庵
には天明8（1788）年刊の「一本堂行余医言」という医書もある。

2.「一本堂薬選」

1）「序文」から

　書物の序文、特に著者自身による自序は、著者がなぜその書物を著そ
うとしたか、その考えがうかがえる点で重要である。

　享保16（1731）年、京都文泉堂発行の「一本堂薬選」の序は、前年
の享保15（1730）年に伊藤長胤すなわち伊藤東涯（1670–1736、伊藤仁
斎の長男で儒学者）が書いたものである。修庵による自序は、さらに前
年の享保14（1729）年のものである。

　自序は次の文で始まる。

　　「工欲善其事必先利其器確乎聖人之言也哉。器不利而善成其事者古
　　今未之有也。故医欲善治必先薬」
　　　工其の事を善くせんと欲すれば必ず先ず其の器を利す。確乎たる
　　聖人の言なる也。器利ならずして善く其の事を成す者、古今にこれ
　　有らざるなり。故に医善く治せんと欲すれば必ず先ず薬を撰ぶ。

と、工（匠）はまず十分に使える道具を持つとし、医者も治療の効果
を十分に挙げるためには良い薬を撰ぶことだ、と述べている。

　次いで、

　　「将欲善戦必先練兵、兵不訓練而責戦勝者将之愚也。薬不選弁而望
　　疾癒者医之粗也。医唯以善読本草精撰弁識薬之美悪真偽新陳与夫和
　　華之同異土産之冝否。為最重要之務（後略）」

　将善く戦わんと欲すれば、必ず先ず兵を練る。兵訓練せずして戦
　勝つことを責むるは、将の愚なり。薬選別せずして疾癒ゆることを
　望むは医の粗なり。医唯善く本草を読みて、薬の美悪真偽新陳と、
　和華の同異土産の冝否とを弁識するを以てす。最重要の務となす。
　（後略）

　と、ここでは戦う将と兵との関係に例えて、病と戦うには薬を選別す
る知識が医人の最も重要な務めであると記している。
　今日では考えられないことだが、このような序文が書かれた背景に
は、市販の薬には相当の乱れがあり、疾病の治癒には、「美悪真偽新陳
と、和華の同異」を弁識できることが、現場の医師にとって、最も重要
なことであったということであろう。

2）「凡例」から
　凡例は、通例、その書物の編集方針や使い方を箇条書きにしたもので
ある。しかし、一本堂薬選の凡例は、自序の補足として、薬物に対する
修庵自身の考えを述べている。
　凡例として12項目が記されてある。以下にそれらの要点を挙げる。

⑴　薬の良否や真偽は、昔から医人が知って弁別するべき所である。
　薬が本物でなければ病は癒えない。例えば柴胡は鎌倉産の新しくて
　充実したものが良い。河浜柴胡は偽物で、翻白草である。芍薬は中
　華の産か畑に産するものが真で、宇陀芍薬は偽物で草芍薬である。
　このような例は枚挙にいとまがない。このような偽物を使っても病
　は癒えない。医者はまず薬を知るのが最優先である。

　ちなみに、河浜柴胡は、バラ科のカワラサイコ *Potentilla chinensis* で、
セリ科のミシマサイコとはまったくの別物である。また宇陀芍薬、草芍
薬は、わが国に野生するヤマシャクヤク *Paeonia japonica* である。

⑵　薬は新しいものであることが肝要である。本草に「六陳の説」が
　　あるが、わが門はこの説を採らない。

　修庵は、この六陳については、古いのものであっても気味が脱するこ
とがないので用いることができると解している。

⑶　およそ薬物の「主治」については、「神農本草経」や「名医別録」
　　にある「軽身、益寿、延年、不老……」の語は、皆道家方士の誣惑
　　邪説である。全く信ずるに足らない。わが門では、この二書及び唐
　　宋元明の諸家本草の記述を試験し、有効なものを撰んで「試効」に
　　摘記した。
⑷　本書（一本堂薬選）には気味を記さない。それは、薬の効能は気
　　味に由らないからである。気味は書物によっても違っていることが
　　ある。また気味は微で識別しがたいものもあり、それらは強いて知
　　らずともよい。有毒無毒についても同様である。わが門においては
　　薬物の気味と有毒無毒は重要とはせず、努めてその薬がどの疾病を
　　治すのかを知ることが肝要とする。また、強いて昔からの 理 を詮
　　　　　　　　　　　　　　　　　　　　　　　　　　　ことわり
　　索することはしない。
⑸　およそ万品には天性の自然の効用が備わっている。例えば、桂枝
　　は汗を発し、芍薬は腹痛を治し、桔梗は咽痛を治し、附子は温め、
　　大黄は瀉す、などである。したがって、様々な修治をして功能に手
　　を加えようとはしない。ただ水洗いし、刻んで用いる。
⑹　薬方の五味を調和させるという考えがある。甘味が多いときは辛
　　を加えて中和させる、苦味が多きときは甘を添えて調和する、辛
　　味が多いときは苦甘を混ぜてこれを平淡にする。そのほか酸、鹹、
　　濇 、薇のときには、辛甘を加えてこれを調和させるとする。大方
　　しょく
　　の処方で甘草や生姜を用いることが多いのはこの意である。しか
　　し、それも急病の時などの処方には当てはまらない。
⑺　本草にある薬物の相反、相畏、相悪という関係は、決定的なもの

ではない。例えば甘草は大戟、甘遂、芫花、海藻とはそのような関
係にあるとされるが、これに拘泥すべきではない。また、引経報
使、五臓六腑、補瀉気味、昇降浮沈、などは近世の医家の説であ
り、これを研究すれば空論である。これらに捉われてはいけない。

⑻　諸薬は鉄器を忌むとされる。酸と逢うと鉄鏽（さび）を出しやすい。しか
し薬を刻むのには鉄刀で刻むのが優れている。よく切れるからであ
る。切った後速やかに水で洗えばよい。銅刀、竹刀、は硬くて大き
いものは切れない。薬を煎じるのも陶製のものは壊れやすい。鉄器
は酸味や渋味のものを煎じてはならないとするが、巷では鉄の器で
料理をする。茄子や牛蒡では鉄の気がでて黒くなるが大丈夫であ
る。婦人はお歯黒をする。赤銅は緑青を生じやすいので良くない。

⑼　薬は用に臨んで刻むのが良い。刻んでおくと性味が脱去する。今
売られている刻み薬はそのことを考えていない。香気あるものや性
味が脱しやすいものは用に臨んで刻むのがよい。

⑽　刻み薬は梅雨や酷暑の季節を過ごして用いるなら、軽く焙る。そ
うしなければ黴や虫の害から逃れられない。香気のあるものは火を
嫌うのでこの例には当てはまらない。

⑾　およそ薬を駄目にするのは、炒りすぎて性味を損脱することであ
る。日乾では、烈日の下で暴乾することである。散薬は用に臨んで
粉とする。気味が速やかに失われるからである。

⑿　薬品の数は「神農本草経」が365種を挙げ、「名医別録」もまた
同数を挙げる。以来、唐、宋、元、明の諸家本草で漸増し、二千余
種に至っている。本書では、効力の確かなものを取り上げた。

修庵が本書で取り上げたものは、自分がその効力を確かめたものであ
るとしている。

⒀　薬の煎法、服度、水率、量則は『行余医言』の首に詳しいのでこ
こには挙げない。

以上のように、内容の殆どが通常いわれるところの凡例とは違ったもので、「本草綱目」でいえば、むしろ序例の部分にあたる。

3）「各論」から

「一本堂薬選」は上中下の三編と続編からなるが、各論中では、薬品ごとに試効、撰修、弁正の３項目に分けて、功能・効果、撰品、調整法、典拠などを記す（括弧内の数字は、享保16年刊の平安文泉堂版における当該項目の頁数）。

　上編は桂（10）、勺薬（６）、伏苓（４）、人参（18）など繁用の39種、中編は艾（11）、熊胆（10）、糸瓜（２）など68種、この中には獺肝（２）、雞肝（１）、鯉魚（３）、昆布（２）などの通常の漢方用薬でないものも載せる。また下編は、雞（８）や雞卵（３）、兎（６）、鹿（10）、牛（２）、蝮蛇（２）など主に動物性のもの38種を挙げる。この中には焼酒（１）、姜酒（２）、西瓜（１）、新汲水（２）なども載せる。

　また続編は元文３（1738）年の刊で、温泉（32）、瀑布泉（４）など64種である。酒（６）、醋（１）、茶（４）、煙草（２）麦飯（１）、蕎麦（３）、茄子（２）、芋（２）ほかの食品類や嗜好品も載せる。

　続編の冒頭にある温泉にはとりわけ多く、32頁も割いている。「試効」では温泉の効能を「気を助け、体を温め、瘀血を破り、壅滞を通じ、（中略）、大凡痼疾怪病洗浴多効あり」と多く挙げ、次の「審択」では、「凡そ温泉を撰ぶは、大概極熱瘡を発するを以て佳と為す。微温瘡を癒を悪と為す」とし、このような基準で諸々の温泉が判断できるとする。さらに、「浴度、浴法、浴禁、造仮懸泉法、弁正」に分けて論考し、最後に「和華温泉考」の項では各地の温泉について紹介している。

　わが国では温泉の効用は古くから知られているが、江戸時代は養生法が広がりを見せた時代でもあり、宝永６（1709）年刊の「大和本草」巻之三、水類にも「温泉」を挙げている。温泉の記載は、「本草綱目」の地水類にも「温湯」として載せられている。温泉療法に関しては、師の後藤艮山が特別関心をもっていたことで知られているが、多くの記述は

その影響が考えられるであろう。

3．本草学から臨床生薬学へ

　臨床家が、陰陽五行説や、薬物に関する気味、昇降浮沈等の薬能論などの医学理論について疑問を感じてしまえば、どこかに新たな拠り所を求めなければならなくなる。そのようにして出てきたのが、一気留滞説や万病一毒説とも言えるであろう。本稿で取り上げた「一本堂薬選」ではそのようなものは明確には認められないが、気味や有毒無毒の説にはこだわらないなど、随所に自らが臨床の場で確証し得たとする薬に対する自信のようなものがにじみ出ているように思われる。

第5章　採薬使について

　享保元（1716）年、紀伊和歌山藩主徳川吉宗が八代将軍となり、幕府の財政再建を目指して享保の改革を推し進めた。殖産興業や特産品奨励を行い、多くを輸入に頼っていた薬品についても、高価なものを中心に、国内産のものへと切り替えが図られた。吉宗はまた、本草学者を採薬使として採用し、各地に赴かせて薬用植物を調べ、幕府の御薬園で栽培させた。採薬使の第一号は享保5（1720）年の丹羽正伯であるが、植村左平次、野呂元丈、安部照任（将翁）らもその任に就いた。なかでも吉宗の最も信頼の厚かったのは植村左平次政勝であった。

1．植村左平次と「諸州採薬記」

　植村左平次政勝（1695－1777）は、伊勢国飯高郡の生まれで、徳川吉宗が将軍となったとき、吉宗に随って江戸に移り、奥御庭方として仕えた。彼は、採薬使として各地に調査に赴くとともに隠密の用務にもついた。採薬の用務は、享保5（1720）年に始まり宝暦4（1754）年まで

続いた。彼はその報告書を元文5（1740）年「諸州採薬記」にまとめ、吉宗に提出した。本書は全9巻で、薬草に関することや隠密御用の民情について記した大部のものであったため、珍しいものだけをつづめたものをという命によって、改めて「諸州採薬記抄録」5巻を作った。

　この抄録は学者の関心を集めたのであろう、写本も多く残されている。内容的には、植物・鉱物のほか、道中の様子、調査地の知られた寺院や風物、風習や奇談なども記され、名所・名物案内を兼ねた民俗学ノートのようである。例えば、武蔵国の記述は以下のとおりである。

　　一　武蔵国
　　青梅邨此所に青梅山金剛寺御朱印弐拾石、右の寺に梅の木に青梅絶
　　えず、四季共に有則此所の町にて青梅嶋幷上田嶋絹類を売也、市場
　　也、一ヶ月六度宛有之といふ、同国多摩川村外記知行所宮下村に相
　　生の松有、雌雄ともに高サ七間余有、同国那賀郡安藤彦四郎知行所
　　小平村春貞寺に七色咲の梅有、足立郡安西彦五郎知行所芝村に三股
　　竹有、是は御用にて上る

　また、道中の難儀についてもいくつか記している。以下は出羽国鳥海山で台風に遭った時の記述である。

　　　享保六丑年閏七月御用にて予彼国に下り閏七月朔日此山に登る、
　　午刻山の六七分にいたる頃頻に大雨風發り、山谷響砂石を発し起
　　居動静心にまかせず、雨巖を洗て千尋の谷に落る、水は滝の如し、
　　（中略）如此嶮難の深山にて危き難に逢し事誠に十死に一生を得た
　　り、予谷へ吹き落さるる此時に及て傍に従者壱人もなし、其外荷物
　　人歩等行方を知らず、余りに強き風雨、詮方なくして腰帯を解き是
　　を岩の鼻に引かけ是を力にひしと取付て貯へもちたる朝鮮人参を少
　　し口に含ミ漸に気力を補ひ彼風を凌ぎ此節懐中の品其外用具等も打
　　捨、心中に日本大小神祇、又平日信する所の佛名念す、誠に露命は

　　風前の燈火のことく唯死を澤つより外他事なし、（後略）

　本抄録は将軍が閲覧することを念頭に編まれたものであることから、上記のような読み物的な要素も含まれてある。しかしそれでも、所々に薬用植物の記述が見られる。以下のとおりである。

　　　　紀伊国：熊野山の内所々に直根人参有、又慈尊院村に大木の肉桂
　　　　　　　　有、巴戟天あり、薬種の名成
　　　　大和国：吉野桜と言名木に寄生あり、此やとり木を桑寄生と名付て
　　　　　　　　売るよし
　　　　　　　　吉野山続所々に直根人参有
　　　　　　　　此山（金剛山）桔梗の名所とて薬店にて上品を金剛山桔梗
　　　　　　　　と言、しかれ共此山には桔梗甚稀也
　　　　阿波国：仁井田村此邊に真根上人参有
　　　　土佐国：同国若草山木屋此邊真根上人参其外上品の薬草類数種有
　　　　下野国：此邊（華厳の瀧）真根の上人参其外薬種品々有
　　　　甲斐国：同国石森村小曽村より甘草出る、今は甲州所々に甘草多し
　　　　飛騨国：此所真根人参鬼督あり
　　　　出羽国：此邊（湯殿山）に蚤休あり、薬草の名也、俗に梵天草とい
　　　　　　　　ふ、此邊（牛の首）真根人参其外蚤休有
　　　　近江国：同国伊吹山高山也、近江美濃越前と三カ国またがり大山
　　　　　　　　也、艾の名物也、此山より種々の薬草出る

2．竹節人参

　上述のように、本抄録に記されるものには、直根人参あるいは真根人参が特に多い。この原植物はチクセツニンジン *Panax japonicus* で、地上部は朝鮮人参の原植物オタネニンジン *Panax ginseng* と酷似するが、オタネニンジンの根部が肥大成長するのに対し、本植物は通常根茎部が

発達し、竹節状となって宿存する点で異なる。ただし、チクセツニンジンにも時に根部が肥大成長するものがあり、朝鮮人参に似ていることから、それらを直根人参あるいは真根人参と称して珍重したのである。

　チクセツニンジンは、正保3（1646）年に大隅国に漂着した中国人何欽吉が、程なくして霧島山系で見出したのが最初とされる。天和元（1681）年刊の遠藤元理の「本草辨疑」にも小人参として紹介されているが、元理は「味甚ダ苦シ」として、世間では人参の代用に用いるが主能があるかどうかわからないとしている。

　当時、輸入薬物は高価であったが、中でも朝鮮人参は特に高価であったことから、その国内生産化は大きな課題であった。結果的には、享保18（1733）年には幕府の日光神領に播種したものが実を結び、栽培に成功した。その後、幕府はその種子を諸藩に下げ、各地で栽培がなされるようになった。これが「御種人参」である。

　一方、竹節人参は、その後吉益東洞らの古方派によって「心下痞鞕に大いに効あり」と評価されて、わが国の漢方医学の中での使用法が定着した。

3．採薬行について

　実際の採薬使の採薬行はどのようなものだったのか。それが分かる記述が「佐渡風土記」に残されている。それは、御医師丹羽正伯の弟子であった、野呂元丈、本賀徳運、夏井松玄、長井丈庵の4名が、佐渡の調査に出向いた時のもので、江戸詰の奉行が丹羽正伯方へ家来を遣わして、正伯と4人の弟子が相談したものを聞き取って、準備のために国元に前もって送った書類である。その概略は次のとおり。

- 採薬使の4人は6月上旬江戸を発ち、道中や薬草を調査しながら、6月下旬から7月上旬の間に佐渡小木港に渡る。
- 小木港に一泊する、木賃宿でよい、一行は上下13人ほど。

▪ 小木港より佐渡一国を調査する、人の通らないところも調査をするので、よく知る案内人をつける。必要なものや案内人の数については別に記す。
▪ 佐渡の鍾乳石や銀山の古い坑道の薬石についても見届けたい意向である。

また丹羽正伯から出した必要なものの書付覚（メモ）の概略は次のとおり。

一、山案内の者　　4人
　　それぞれの所をよく知るもの
一、薬草見習の者　　5人
　　その地域のものを4人が見聞し、必要な薬草を江戸に送るが、見習いによく見せておき、重ねて御用の節には直ちに差上げられるよう、教えておくのである。
一、草籠持
　　唐鍬、またつるはし持も入用。これは植物を掘り取るものであればよい。これらは現地で調達、山で持ち歩く。
一、薬草籠、おい、あおなわ　　2、3個
　　籠の径は1尺4、5寸から2尺、深さは7、8寸、3尺ほどの手を四方につける。
　　これは掘り取った薬草を植えるもの。おいは琉球座でも何でもよい。あおなわは荷造りして江戸へ送る荷造りのためのものである。
一、状箱並びに油紙
一、薬草御用指札を入れておくこと
　　掘り上げた薬草は献上することになる。4人はそのことを申し置いて、すぐ次の場所へ移動する。
一、領地の境まで出迎えること。問い合わせて手違いのないよう

に。

一、宿泊は上下合わせて12-13人、一つ宿、どんな家でもよい。人馬はその時に申しつける。宿賃はその時に支払う。

　先に紹介した植村左平次の鳥海山での場合も、遭難の記述に続いて、「最前此山へ登りたる節の人数都合弐百人計も有しに皆ちりちりに成る、人歩の内には怪我人多し、即死の者もあり、外に予召連来る手廻り八九人の者何れも怪我なし」とある。その時は相当な人数で山に入っていたようである。

4. 御薬園

　以上のように、採薬使の調査には彼らの仕事を支えるためにかなりの人員が使われた。また、採集された薬草木は、幕府の御薬園に送られ栽培管理された。御薬園では大陸からの漢薬種も種苗を入手して栽培普及が図られた。御種人参の栽培化の成功はよく知られた事例である。

　江戸幕府の御薬園の起原は、寛永15（1638）年の麻布御薬園と大塚御薬園に始まる。その後、大塚御薬園は天和元（1681）年に廃止され、麻布御薬園は貞享元（1684）年に小石川御薬園に継承された。その後、享保元（1716）年に吉宗が将軍になって、享保5（1720）年に駒場御薬園が開かれ、植村左平次はその管理を任された。両御薬園は幕末まで続くことになる。

　駒場御薬園で栽培されていた植物については、天保2（1831）年の「駒場御薬園御薬草木當時御有高帳」（明治43年写本）が残されている。そこには都合446種が記されているが、植物それぞれには来歴も付されてあり、小石川御薬園、日光などの薬園名とともに、植村左平次、阿部友之進、丹羽正伯などの採集者や献上者の個人名もあり、また外国産のものも「唐種」「朝鮮種」「阿蘭陀産」などと記されている。

5．博物学的展開へ

　江戸時代のわが国の本草学は、「本草綱目」の渡来が契機となって大いに展開した。当初はその書物の学習からスタートしたこの流れは、採薬使のようなフィールド・ワーカーによる実物観察が加わることによって実質的なものへと変わっていった。彼らの活動により、薬草木はもとより天産物全般の知識も格段に増加し、日本独自の博物学的展開を促すことになったのである。彼らに続いた小野蘭山や、山本亡羊、畔田翠山、水谷豊文らの成書や活動を振り返ると、その基盤には採薬行や薬園での栽培観察によって裏付けられた、現場の確かな知識があったことはいうまでもない。

第6章 | 丹羽正伯と諸国産物帳

　八代将軍徳川吉宗は、享保の改革のなかで、殖産興業や特産物奨励を進めたが、その際、本草学者を採薬使として採用し、全国各地の薬用植物を調べさせ、幕府の御薬園で栽培させて、高価な輸入薬物の代用活用と普及を図った。本章では、採薬使として採用された丹羽正伯について、植村左平次政勝とは別の面を持つ彼の仕事を紹介し、日本の本草学が大きく展開していく一場面を見てみたい。

1．丹羽正伯

　正伯は、元禄4（1691）年頃伊勢松坂に生まれた。幼名徳太郎、正伯は通称で、後に貞機とも名乗った。家業の医学を学んだ後、京都の稲宣義（稲生若水）に本草を学んだという。享保5（1720）年には採薬使に採用され、御用で同郷の野呂元丈とともに箱根に採集旅行をした。その後、甲斐では於曽村（現甲州市）で甘草栽培を検分し、信濃木曽谷でも採集した。また翌年春には植村政勝らとともに、山城、丹波、丹後、若

狭、近江の五カ国を、同年夏には陸奥、出羽に採集旅行をしている。また享保7（1722）年には、正伯に下総国（現在の船橋市薬園台町）に薬種栽培のために15万坪の土地が下された。一方、享保14（1729）年、朝鮮人参の種子が献上されたが、正伯はその栽培指導に当たり、日光での栽培・国産化に成功している。"御種人参"の呼称は、この増殖した種子が各地に頒布されたことに始まる。

2.「庶物類纂」

「庶物類纂」は、中国の本草書、地誌、史書ほかの文献から様々な記述を拾い集めて、事物毎に再編成するというもので、丹羽正伯の師匠である稲生若水が金沢藩主前田綱紀に召されて、全1000巻の企画で編纂を進めていた。しかし、若水は正徳5（1715）年362巻までのところで死去したため、この編纂は中途で止まった。この未完の「庶物類纂」362巻は、享保4（1719）年吉宗に献上されたが、吉宗は未完部分の編纂を正伯に命じ、内山覚中らの助けを得て、元文3（1738）年に全1054巻が完成した。

3. 諸国産物帳

正伯はまた、諸国の産物調査を大々的に実施したが、その記録は各地の産物帳として残されている。

その調査依頼は、享保19（1734）年3月21日の「有徳院（吉宗）殿御実紀」に記されてあり、「医生の丹羽正伯に『庶物類纂』の編集を命じられたが、国々の産物や名や形状を尋ねられることもありうるので、公領は代官、私領は領主地頭、寺社領はその主管からあらかじめ申し渡しておくこと」とある。

正伯が吉宗から命ぜられた「庶物類纂」の仕事は、既存の文献の記述を調べ上げ再編成するというもので、わが国の事情を載せる必要はな

い。しかし、安田健氏[1] は、正伯は「庶物編纂」を理由に全国の産物の情報を集めようとしたと、以下のように推量されている。

　　正伯は『庶物類纂』の編者という将軍側近の要職に就いたのを機会に、『類纂』の編集上必要であるという名目で、日本各地の農作物、動物、植物、鉱物などの種類を調べ上げること（これはそれまでに一度もなされていない）を意図したのではあるまいか。つまり全国各領に『産物帳』の編集を指示する権限を、『庶物類纂』の編集に必要という理由で確保したものと思われる。

ともかくも、この後、諸領の江戸留守居役が正伯の許に呼ばれて、各領が提出すべき「産物帳」の記載について、次のような具体的な内容の指示（産物令）が示された。

　　植物は、穀類として稲で始まり、わせ、なかて、おくて、もちいねそれぞれの品種名、粟、ひえ、黍ほかについても種類と品種名、続いて菜類、菌類、瓜類、菓類、木類、草類、竹類の種類。動物では魚類、貝類、鳥類、獣類、虫類、蛇類でこれらについては食用か否かに関わらず残らず書き記すようにと添え書きがある。城下町では食べなくても田舎の百姓が食べる物。鉱物各種のほか、薬石となるもの、珍しい石土の類は出所の地名や山の名など詳細を記すこと。

この公達により、享保20（1735）年頃から全国各地でこれに従っての「産物帳」が作成されたが、正伯は、各藩から提出された「産物帳」に目を通して、不十分なものについて再度の説明や註書、絵図の提出を求めたという。そして、元文3（1738）年頃には各所領の「産物帳」の本帳、註書、絵図帳が集まった。しかしながら、その膨大な産物帳については、現在もその行方が分かっていない。現在、各地に残る産物帳

は、幕府に提出したものの控え、あるいはその写しである。

4.「両国本草」

「両国本草」は、前項で述べた長門と周防の両国の産物帳の名寄帳を一つにまとめたもので、いわゆる普通の本草書の類いではない。デジタル公開されている国会図書館本は、外題は「両国本草」とあるが、巻首には「両国本草名寄」とある。また、続く凡例には、

　　　一、本書長門産物周防産物名寄両編アリ、今両国産物同物多シ、故ニ一同ニ記之然トモ不同或ハ一邦ニ有一邦ニ無キ類ハ長或ハ防ノ有物其印ヲ書ス、○長州印　□防州印。一、此書専両国産物ノ名寄ヲ本トス（後略）

と、元は長門と周防の２国に別々にあった産物帳をまとめたものである。内容は、魚類に始まり介貝類、甲類、鳥類、獣類、蟲類、蛇類、菜類、菌類、瓜類、果類、木類、草類、竹類、穀類、長州土石類、防州土石類と続く。各類のものはいずれも有用無用関係なく挙げられており、「本草綱目」のような自然分類での名寄である。したがって、独立した薬草・薬木の項はなく、各類の中に個々に名が見える。本書は長門と周防それぞれの国別の写本も残されている。

5.「諸州薬品考」

本書は、丹羽正伯が採薬使として各地に赴いて得た薬物知識についてまとめたものである。将軍吉宗に天覧したものが原本で、後年に野呂元丈と田村元雄（藍水）がそれを増補したとする写本が伝わっている。
その凡例では、薬品を以下のように６類に分けている。

イ　此印ノ分ハ享保年中御吟味ノ節迄モ和国ヨリ出申サザル薬種ニ
　　テ御座候処私初テ見出シ候品
ロ　此印ノ分ハ薬種屋幷ニ其職分ノ者エ買売ニ成候ハバ大益ニ相成
　　ルヘキ品
ハ　此印ノ分ハ江戸表御薬園エモ御植御座候ハバ行々御重宝ニ相成
　　ルヘキ品
ニ　此印ノ分ハ別テ御国益ニ相成ヘキ品
ホ　此印ノ分ハ唯今マテ異国渡リニテ通用仕リ候処已後和国ニテ出
　　来仕リ候エハ異国渡リコレナク候テモ相済ミ申ヘキ品
ヘ　此印ノ分ハ薬用ニモ遠ク御座候エトモ珍鋪キ品ユエ取左仕リ候

　これらを略していえば、イ、正伯が調査で初めて見出したもの、ロ、
広く売買され利益になるもの、ハ、御薬園に植えており将来性があるも
の、ニ、別途に国益になるもの、ホ、今は和国産で異国産がなくても済
むもの、ヘ、薬用には及ばないが珍しいもの、ということになる。
　次に、イ、正伯が調査で初めて見出したものの例として、大黄の記述
を挙げる。

　大黄　瘀血ヲ下シ宿食ヲ下シ腸胃ヲ蕩滌ス
　根白キモノ信州戸隠山ニコレ有リ候。阿蘭陀流ノ外科ニテ相用ヒ申
　候。ゴロウト・アテキスト申ス。大黄ハ此白色ノ大黄ニテ御座候。
　此色白キ物ハ、唯今迄和国ニコレナキ品ニ御座候処、私儀初テ見出
　申シ候。

　正伯によると、「阿蘭陀流の外科では、根の白い大黄を『ゴロウト・
アテキス』と称し用いているが、それを信州戸隠山にて初めて見つけ
た。」というのである。当然のことながら、生薬を知る者には、この
「根の白い大黄」という記述は引っかかる。それは、薬用にされる大黄
の原植物の *Rheum* 属植物はわが国には自生がない。また地下部にはア

ントラキノン誘導体を含んでいて、いずれも明らかな黄色をしている
（茶色がかったものもある）。近縁の *Rumex* 属植物の可能性が考えられ
そうだが、その多くも根は黄色を帯びている。さて何物だろうか。

6.「普救類方」

　吉宗はまた、林良適と丹羽正伯に命じて庶民向けの医学書を編纂させ
た。享保14（1729）年刊の「官刻普救類方」である。本書は、全７巻、
12冊からなり、第１巻から順に、頭、目、面というように身体の部位
ごとに病状の項目を挙げ、適用処方を挙げている。出典もまた記されて
いる。最後の第７巻は個々の薬品についての図解である。
　巻一、頭之部、頭痛の例を挙げる。５処方が記されている。

　　決明子（いたちささげ）を粉にし水にてとき大陽（こびん）に付く
　　べし。または決明子を袋に入れ枕にしてよし。　本草綱目
　　又方、升麻一匁、蒼朮（おけら）一匁、蓮葉一枚、水大茶碗に二盃
　　いれ、一盃に煎じつめ、食後にのみてよし。　彙聚単方
　　又方、細辛香附子川芎各七分づつを天目に一盃入れ八分めに煎じ寝
　　さまに用ゆ。　備急良方
　　又方、川芎当帰蒼耳子等分粉にして、一匁寝さまに茶湯にて用ゆ。
　　衛生易簡方
　　又方、羌活防風紅豆等分粉にして、鼻に吹き入れてよし。　本草綱
　　目

　第７巻の薬品図解は、「本草綱目」の図の写しと若干の解説を併せた
各論である。「本草綱目」の草部第12巻甘草から木部第37巻猪苓までの
中の155種と、鉱物３種（雄黄、石膏、明礬）、動物７種を挙げる。
　例えば、甘草の解説文は以下のとおり。簡明に記載されている。

甘草：二月に青き苗を出し高さ一、二尺より五、六尺に及ぶ。茎葉の形槐（エンジュ）に似たり。七月に紫の花をひらき豆の如くなる莢をむすぶ。其中の実相思子のごとく、乾けば甚だかたし。根の皮赤く肉黄なり。十月根をとり頭と尾とを去る。上皮をけずり剝ぎ、炙りて用ゆ。また病により製法多し。

　また、第7巻の最後には薬種製法として、熟地黄、乾姜、半夏麴、神麴、烏梅、皂莢、松脂、竹瀝、煉蜜、附子の10種についての修治法が記されてある。

7. 正伯の関心事

　将軍吉宗の時代は、幕府の殖産政策の中で、本草学が従来の文献考証を中心としたものから、フィールド・ワークを取り入れたものへと広がりを見せ、わが国独自の博物学への道を確かにした時代であった。また、採薬使が記録した生活風俗その他は、後世の民俗学の資料になったことはよく知られている。丹羽正伯は、その時代の変化の中心に居た人物であった。

　紀州藩の縁で採薬使となった彼は、まず本草学者として師匠稲生若水の「庶物類纂」を完成させた。また、人参の栽培化に代表される薬草栽培の実績は、植物の実際を知る者でしか成しえないことであった。さらに、「普救類方」の編集も、医師としてまた幕府の役人としての仕事をまっとうしたものである。しかしながら、諸国の産物調査は、彼の本草学者としての最大の関心事であったように思われる。

　本稿を草するにあたっては、安田健著「江戸諸国産物帳」晶文社(1987)[1] に負うところが多かったことを、特に付記する。

参考文献

1) 安田健『江戸諸国産物帳』晶文社、1987年

第7章 | 「大和本草」と小野蘭山

　江戸期の本草学は「本草綱目」を教科書としてスタートしたが、貝原益軒の「大和本草」は、わが国独自の本草学を切り開いたものとして知られ、後学の小野蘭山らに多大な影響を与えたとされる。本稿では、「本草綱目」と、「大和本草」および「本草綱目啓蒙」の関係について改めて考えてみたい。

1.「本草綱目」

　わが国本草学の教科書となった「本草綱目」は、全52巻、第1、2巻が序例、第3、4巻が百病主治薬に充てられており、この4巻が総論の部である。第5巻から第52巻までが各論の記述である。各論は16部、62類に分類されている。すなわち水（2）、火（1）、土（1）、金石（5）、草（11）、穀（4）、菜（5）、果（6）、木（6）、服器（2）、虫（4）、鱗（4）、介（2）、禽（4）、獣（4）、人（1）である（括弧内は類の数を示す）。また、各論中の個々の薬物についての記述は、薬名の後、釈名、集解、正誤、修治、気味、主治、発明、附方の8項目に分けて、詳しく記されている。このように、「本草綱目」は総論、各論ともに薬物学を志向した内容となっていて、一貫している。

2.「大和本草」

「大和本草」は全16巻からなる。その内容は、第1巻は論本草書と論

物理、第2巻は論用薬で、この二巻が総論の部である。第3巻以降第16巻までが各論の部である。また、各論の分類は、水類、火類、金石土石、穀類、造醸類、菜蔬類、薬類、民間草類、花草類、園草類、蓏類、芳草類、水草類、雑草類、四木類、薬木類、園木類の17類とする。

　著者の貝原益軒は、総論中とくに第2巻の論用薬中、用薬法について「本草綱目」などの本草書を中心に詳しく紹介し、持論も展開している。このことは、「大和本草」が「本草綱目」と同じく薬物学を志向したものであることを示している。しかしながら、各論に於いては、上述のように、薬類と薬木類は別項立てになっている。これは、本書（「大和本草」）が扱う事物が天然物全般であるがそれらは必ずしも薬物とは限らない、薬類と薬木類はその一部分であるという位置づけをしている。このように、「大和本草」は総論では本草書を論じ、薬物学的な解釈・説明に多くの頁が割かれているが、各論は博物学的な編成となっていて、整合性がとれていない。

　以上のように、「本草綱目」と「大和本草」とは大枠においてかなりの違いが認められる。

3．紫蘇の記載について

　では、各論の中の個々の記載についてはどうなのだろうか。
　ここでは、誰もが馴染みの「紫蘇」を例に比較してみよう。

1）「本草綱目」の紫蘇
「本草綱目」では、個々の事物についてまず釈名、集解があり、次いでその薬用部位について、気味、主治、発明、正誤、附方の解説がある。重要なものほど各項の記述は多い。

　紫蘇は、「本草綱目」では「蘇」として草部第14巻、芳草類の中に在る。紫蘇も例外ではなく記述は多い。集解の項は「蘇」の記述全体の5分の1程度の量であるが、それでも少なくはない。次に、「新註校定国

訳本草綱目」の訳を挙げる。

蘇（別録中品）
釈名：（略）
集解：弘景曰く、蘇は葉の裏が紫色で気が甚だ香しい。裏が紫でなく香しくなくして荏に似たものは野蘇と名づける、薬用に堪へない。

頌曰く、蘇とは紫蘇のことだ。諸処にある。両面の皆紫なものが佳い。夏は茎、葉を採り、秋は子を採る。水蘇、魚蘇、山魚蘇の数種あるが、いづれも荏類である。それぞれ別に条章を掲げる。

時珍曰く、紫蘇、白蘇はいづれも二三月に種を下し、或は古い子の地に在ったものから自から生える。茎は四角、葉は円くして尖があり、四囲に鋸歯がある。肥地のものは表裏ともに紫だが、瘠地のものは表面が青く裏面が紫だ。表裏ともに皆白いものは白蘇、乃ち荏である。紫蘇は嫩葉を採って蔬菜に和して食ひ、或は塩及び梅滷（梅酢）で菹にして食えば甚だ香しい。夏日には熱湯にして飲む。五六月に根のまま採り、火でその根を煨って陰乾すれば、久しく経っても葉が落ちない。八月細かい紫の花を開く。穂になり房になって荊芥穂のようだ。九月の半に枯れるとき子を採収する。子は細かい芥子のようだが、色が黄赤だ。また荏油のやうな油を取り得る。務本新書には「凡そ地界の畔や通路の傍らには蘇を植えるがよい。六畜の入るを遮るものだ。子を採り油を取って燈火に点ずれば甚だ明るい。或は其の油を熬めて器物に塗るもよい」とある。丹房鑑源には「蘇子油は能く五金、八石を柔らかにする」とある。沙州記には「乞弗虜の地方では五穀を植えずしてただ蘇子のみを食う」とある。故に王禎は「蘇には遮護の功あり、又、燈油の用あり、欠くべからざるものだ」といったのである。今は一種の花紫蘇なるものがある。その葉は細歯、蜜紐で剪ったやうな形のものだ。香も色も、茎も子も紫蘇と異はぬ。一般に回回蘇と称している。

戡曰く、薄荷は根、茎が真に紫蘇に似ているが、ただ葉が異ふだけ
である。薄荷の茎は燥であるが、紫蘇の茎は和である。薬に入れる
には、刀で青薄皮を削り去って刻んで用いる。(「新註校定国訳本草
綱目」、昭和48〜53年、春陽堂)

　このように、集解では紫蘇(原植物)の性状、栽培、調整、他の用
途、種類などが主に記されている。
　この集解の記述に続き、薬用とされる茎葉と子(種)について、気
味、主治、発明、正誤、附方の解説が続く。この部分は「本草綱目」が
薬物書であることの眼目でもあるが、「大和本草」ではこの部分にあた
る記述がない。

2)「大和本草」の紫蘇
「大和本草」では、紫蘇は第6巻、草の2、薬類に分類されている。記
述は次のとおりである。

　紫蘇　ウラヲモテ紫色ナルヲ用ユ。久旱ニアヘバ葉ノ色カハリ性ア
シシ。梅雨ノ前又ハ梅雨ノ後ニ早ク葉ヲツミトルベシ。六月ノ此葉
旱ニイタマズシテウルハシキハ性最モヨシ。葉ヲツミ取リ半日日ニ
ホシテ後カケ干ニシ収ムベシ。ウフルニ糞ヲ忌ム。本草綱目紫蘇ノ
集解ニ時珍云、今一種花紫ノ蘇有リ。其葉細歯密紉剪成之状ノ如
シ。香色茎子並ニ異者無ク、人回回蘇ト称スト云。篤信案ニ此紫蘇
山野ニ之有リ、形状気味紫蘇ト異ナラズ、只其葉細ニ茎子モ細ナ
リ。香気ツネノ紫蘇に比スルニ猶烈シ、時珍所謂ノ <ruby>花<rt>チリメン</rt></ruby> <ruby>紫蘇<rt>シ ソ</rt></ruby>是ナル
ベシ。○國俗ニ朝鮮紫蘇ト称スルアリ。茎葉常ノ紫蘇ニ異ナラズ。
只ウラオモテ共ニ紫ニシテ香気マサレリ。是ヲ用テ可也。○生葉魚
膾[1]ニ加ヘ食ス。魚毒ヲ去リ香気アリ。梅醤ニ和ス。又煮テヒタ
シ物トス。茹トスルモ可ナリ。干タルヲ飯上ニヲキテ蒸食モヨシ。
又葉盛ナル時トリテ一日日ニ干シ、未曽ニテアエテ日ニホシ壺ニ収

メヲク。是皆胃ヲ開キ食気ヲメクラス。其穂其子亦食スベシ。(句
読点筆者)
　　1) 膾：なます

　以上、紫蘇の品質評価、栽培・調整、種類、食用使用などについて記
しているが、薬物としての功能・効果や用法については殆どない。

4. 小野蘭山の「大和本草」の講義録

　それでは、益軒以降の本草学者はどうであったろうか。江戸期の代表
的な本草学者小野蘭山は、京都の私塾衆芳軒や江戸での医学館で、「大
和本草」について講義した。その講義録として、次の2作が知られてい
る。

　①「大和本草会識」：蘭山による京都衆芳軒での講義(安永9年
　　〈1780〉開講、天明3年〈1783〉6月8日満会)を、寺尾隆純が書
　　き留めたもの。寺尾は「十四経絡腧穴弁解」の著者として知られ
　　る。
　②「大和本草批正」：蘭山は幕府の命により1799年に江戸に下ったが、
　　その医学館で行った講義の記録である。津山藩医となった井岡冽
　　(道貞)によるもので1810年ごろの作とされる。井岡は蘭山の関東
　　での採薬にも同行した。

　両書の最大の違いは、①には総論の部の論本草書と論用薬が記されて
あるが、②には全くない点である。この薬物学にあたる総論の部は、蘭
山は京都では講義していたが、江戸では行わなかった可能性が考えられ
る。
　もとよりこの2書はあくまでも門弟による講義録であり、蘭山の肉声
をそのまま伝えるものではない。受け手の違いや、講義の時期もおよそ

20年の間隔があり、その間に世情や蘭山自身の事情から、講義の内容が変化したことも考えられよう。

　両書の中の紫蘇の記述は、以下のとおりである。

　(1)「大和本草会識」の紫蘇
　紫蘇　通名也。一通ノ紫蘇ハ葉面青背紫也。此ヲ片面紫蘇ト云テ下品也。面背トモ紫ニシテ皺アルヲ縮緬紫蘇ト云。両面シソトモ云。此条ニ云フ朝鮮 ── 是也。上品也。紅毛 ── トモ云。時珍云花 ──、一名回々蘇ト云是也。此ニ山野ニ有之紫蘇ト云ハアシシ。此ハ別ノモノ也。一物ニスルハ非也。シソハ葉細ナラズ此ニ説クハ京ニナシ。（句読点筆者）
　(2)「大和本草批正」の紫蘇
　紫蘇　通名ナリ。常種ハ面青シテ背紫ナリ。カタメンシソト云。面背トモ紫色ヲ上品トス。朝鮮シソ、チリメンシソ、オランダシソ、トウシソ、両面シソト云。〔回々蘇〕即朝鮮紫蘇ナリ。筑前ニハ自生アルカ、他州ニアルコト未聞。且葉ノ大ナル者ナルニ、葉細ト云ハ不審ナリ。畢竟自生ノモノニアツルハ誤ナリ。（句読点筆者）

　この２書の記述は概ね前掲の「大和本草」に沿ったものである。一部は補足したようなところもあるが、これらから、蘭山の講義内容は「大和本草」から大きく逸脱するところはなかったように類推される。

5.「本草綱目啓蒙」

「本草綱目啓蒙」は、蘭山が行っていた「本草綱目」の講義の内容を、享和３（1803）年から文化３（1806）年にかけて、定本として出版したものである。記述は漢文の読み下し調の和文である。以下に「蘇」の項の文を挙げる。

蘇　ノラエ（和名抄）スカエ（同上）〔一名〕水上元（輟耕録）香蘇（群芳譜）

和漢通ジテ紫蘇ト呼。舶来ナシ、和産二種アリ。カタメン紫蘇ハ、集解ニ葉下紫色ト云モノニシテ、下品ナリ。面背皆紫ナルヲ、トウジソ一名カウライジソ、チャウセンジソ、ヲランダジソ、チリメンジソ、チジミジソトモ云。葉ニ皺多ク鋸歯深、集解ニ謂ユル花紫蘇、回回蘇、是ナリ。本草彙言ニハコレヲ鶏蘇ト云。葉子トモニ薬用ニ入。城州、紀州ヨリ多ク出ス。上品ナリ。唐山ニテ紫蘇葉ヲ梅醤ノ中ニ入。取出シ乾シテ砂糖ヲ合セタルヲ、梅蘇ト云。汝南圃史ニ見エタリ。薬性纂要ニ曰ク、蘇葉搗汁同梅子荾白切糸、拌以白糖、名細酸、可充菓食、又和糖将葉、包成毬、名紫蘇包、取葉拖麪、油煎可作蔬、皆爽人口、蓋芳香能舒暢胃気也。又江戸ニテ消梅を紫蘇葉ニテ包ミ砂糖ニ漬タルヲ甘露梅ト云。是紫蘇包ノ類ナリ。

（注）

和名抄：承平年間931〜938年に源順が編纂した辞書。

輟耕録：元末期1366年の陶宗儀の随筆。

群芳譜：二如亭群芳譜30巻首1巻。明の王象晉撰、天啓6年（1626）刊。

本草彙言：全20巻図1巻。明の倪朱謨撰。

汝南圃史：全12巻。明の万歴年間（1573−1615）の周文華による農書。

薬性纂要：全4巻。康熙33年（1694）清の王遜撰による。

この記述の前半部分は、すでに見てきたように、「大和本草」や講義録に記されている内容と大差はない。また、後半部分の各書からの引用も、大部分は本筋の薬用ではない。

木村陽二郎氏は、「小野蘭山と『本草綱目啓蒙』」と題した紹介文中、次のように述べている。「蘭山の『本草綱目啓蒙』はその題を見れば李時珍の『綱目』についての解説と思われるであろう。しかし蘭山は『綱

目』の始めの四巻の記事について何もいっていない。すなわち薬のこと
にふれない。第五巻以降の件名、すなわち『綱目』の種についてくわし
く述べるのである。その各種の記述については、李時珍の『綱目』のよ
うに整然と述べるのでなく、薬効や製薬法も必要に応じて説くにとどま
る。（中略）だから綱目すなわち部類の分ち方、名称、また類に属する
ここでいう種の名（件名）は同じであっても、他は全く『本草綱目』と
別の書物といってよい。（以下略）」（「本草綱目啓蒙１」東洋文庫531、
p. 19〜44、1991）

　まさしくそのとおりである。

6. 江戸期の本草学の特色

　わが国の江戸期の本草学は時代が下るに随い、その主流は「本草綱
目」のような薬物学的色彩が明確なものから、博物学的・自然史的傾向
の強いものとなっていった。以上見てきたように、その傾斜は、すでに
貝原益軒の「大和本草」に現れているといえるが、小野蘭山の「本草綱
目啓蒙」は一つの典型であったといえるであろう。
「大和本草」や蘭山門弟による講義録、「本草綱目啓蒙」の記載内容は、
「紫蘇」の事例で言えば、いずれも「本草綱目」の釈名、集解、気味、
主治、発明、正誤、附方の７種類の解説のごく一部分、基原植物に関連
する事項の集解にあたる部分といえる。
　このような流れが生み出された背景の一つには、幕府による国産薬物
の開発奨励があり、丹羽正伯らによる諸国物産調べの影響があったとい
えるであろう。ここでの本草学者による全国規模でのフィールド・ワー
クは、彼らの薬用以外の天産物に対する関心を大きく育てることになっ
た。この流れは、やがては蘭学・洋学との融合を通じて、明治以降の植
物学、動物学、鉱物学へと続いていくことになった。

第1章 | 黒田官兵衛の出自と家伝の目薬

1. 黒田家の興隆

　平成26（2014）年1月からNHK大河ドラマ『軍師官兵衛』がスタートした。その当時、筆者の職場は姫路にあり、黒田官兵衛の生誕地である地元姫路は、大変な盛り上がりで、史跡の見直しなども盛んであった。黒田家の出自には近江説と播磨説とがあり、本当のことはよく分からないが、姫路で黒田家が興隆してきた経緯についても同様で、例えば、次のような紹介がなされている。

　まず、加来耕三氏の『黒田官兵衛　軍師の極意』小学館新書（2013年刊）。

　　重隆は参詣し、神主の井口太夫と会い、夢のお告げの話をしてみると、『黒田家に何か、家伝の妙薬はありませんか』と、井口はわざわざ問うてくれ、話が黒田家秘伝の目薬の調合法に及び、祈禱札（護符）と一緒にこの目薬を配ればどうか。という流れとなる。そして製薬して配ったところ、霊験あらたかとの評判が立ち、一躍、重隆は財を成したという。

　また、『別冊歴史読本「黒田官兵衛」』KADOKAWA（2013年刊）中での渡邊大門氏の記述。

　　重隆は夢のお告げによって広峰神社（姫路市）に詣でた。重隆は浪人生活を送っており、経済的に苦しかったようである。あるとき、神主の井口太夫と話をしているうちに、黒田家秘伝の目薬の話

になった。其の目薬を祈禱札と配ると、すっかり効能が評判になったというのである。ちなみに当時の目薬は、二枚貝の片方に軟膏を入れて販売した。もう片方の貝を用い、水で薄めて点眼した。玲珠膏という。

このほか、司馬遼太郎氏も、小説『播磨灘物語』の中で、官兵衛の祖父重隆がメグスリノキを原料にして目薬を作り、財をなしたと書いている。

このように、微妙な違いは見られるものの、多くの著者が、姫路における黒田家の興隆を、伝来の目薬と関連させて記しており、いかにもそれが動かしがたい事実であったかのようである。

2. 黒田家の目薬伝説

ではなぜこのように似通ったものが多いのか。それは、これらの解説書や小説の多くが、黒田家に仕えた貝原益軒によって、元禄元（1688）年に編纂された「黒田家譜」や、大正5（1916）年刊の金子堅太郎著『黒田如水伝』（博文館）など、数少ない共通のものを拠り所にしていることによる。

家伝の目薬の出所の多くは、金子著の『黒田如水伝』中に引用されている「夢幻物語」である。ただ、この「夢幻物語」は江戸時代中期に書かれたものとされ、確かな話ではないとされる。金子の引用は以下のようである。

　　重隆或夜の夢に、佐々木大明神の告有て、播磨国に立越し給へ、広宗大明神に頼遣すと見給ひ、告に任せて播州に立越て、竹森という大百姓を頼み、下百姓のあき家に住て、急ぎ広宗へ参り給ひ、神主井口太夫に逢て、浪人の渡世の業ども相談有けるに、井口太夫甲斐々々数請合、諸人の充実となる薬などは知り給はぬか、我等は播

磨国中に、広宗の祈禱の札を家並くばり居候間、其札に添て、我等
懇意の浪人衆の、渡世の為に調合せらるる間、御初穂同前に米少
宛、合力せられよと口をたたきたらば、余計の米集申可く候と申
す。黒田殿聞給ひて、安き事我等家に、奇妙の目薬の方を伝来候と
て、調合して井口太夫に渡されける、井口右（原本は縦書きのため
に『右』となる）のごとく札を付け、播州に広めけるが、此薬如何
なる眼病にも効あらずといふ事なし、隣国迄も聞伝て、此薬を買求
る者、門前に市をなす、黒田殿程なく、大福長者と成給う（後略）。
（一部当用漢字に変換）

　ここで、重隆は官兵衛の祖父黒田重隆、広宗大明神は広峰（嶺）大明
神である。
　金子はまた、江戸期の作とされる「村田出羽伝」も、以下のように紹
介している。

　出羽が父、井口與次衛門浪人となり、御着に居住し、田宅広く、
数十人の家人に耕させて、世を渡りけるに、黒田美濃守殿、もとは
三原の城主に仕えて、郡代代官をしてをはしけるが、仔細やありけ
ん、役義むづかしとて暇をこひ、浪人になり、をともに桂菊右衛
門、中間に竹森新右衛門、宮崎織部三人計り従て、與次右衛門を頼
来り、当時は其名子屋敷を借て、移り居たまふ、歳月を経るまま
に、次第に貧数成行給ふにより、美濃殿與次衛門を呼び、我数多の
従類過し難し、如何せんやと仰ければ、與次衛門、我等が舅、広宗
の座主、当国他国に旦那多候へば、彼をかたらひ給はば、必便りな
るべしとて、頓て妻を親の方に遣しけるに、座主心能請合ぬ、與次
衛門、然らば目薬を調合し給へと勧め申せば、予浪人の疲に、薬種
求むべき料もなしとありければ、與次衛門、銀三百七十目取換申
し、目薬出来しければ、座主是を請取て、己が札を配る家々に、目
薬を添て遣し、代物多く取集め、美濃殿に奉る、夫より座主を頼

み、又来て買者も多かりしが、目薬は云ふに及ばず、気付、馬の息
合、色々の効能有とて、次第に行れ、御家内衣食事足のみならず、
余財を以て田地を買ひ、男女を抱へ、年を逐て富栄へ給へば、初の
名子屋敷狭くなりて、與次衛門宅に移し申、自分は別宅にぞ住居け
る。(一部当用漢字に変換)

　このように、「夢幻物語」と「村田出羽伝」には、類似したことが述
べられてある。金子は、これらの話は信ずべきものとは言い難いとしつ
つ、重隆父子が落ちぶれて生計に窮し、目薬の調整に依り、家を興した
ことについては、2書とも符牒をあわせたようであるとしている。
　さらに、筑前福岡藩士で儒者であった長野芳斎(1808－1891)著
「福岡啓藩志」からの引用として、以下のように記している。

　　御当家の御伝来の目薬は、希代の霊方にて、今眼科三木某が家に
　伝れり、其家の伝は玲珠膏と云ふ目薬は、御当家御先祖御秘方の由
　申候ふ、往昔孝高公の御妹、三木清閑に御入輿あらせ給ひしが、兼
　てより御眼気に御座なされしにより、此薬を毎々御調合あらせら
　れ、御用ひ遊ばされしを、播州にて清閑の甥、三木太郎兵衛に御伝
　授ありしより、子孫今に伝ふ。(一部当用漢字に変換)

　近年の多くの著作が似たような紹介をしているのは、これらが引用さ
れてきたことによる。渡邊大門氏は、「この内容は荒唐無稽であり、俗
説として退けるべきものである。特に目薬売りというのは、いささか疑
問が残る。ただ、重隆が富裕層に属していた点には、着目すべきであろ
う。」としている。
　もっとも、今のところ目薬売りを否定する材料もないようである。筆
者が気になるのは、「夢幻物語」、「村田出羽伝」および「福岡啓藩志」
に出てくる目薬がどのようなものであったのか、またその原料や処方な
どがどこにも記されず、まったく不明であるということにある。

3. メグスリノキ

　司馬遼太郎氏の『播磨灘物語』には、黒田家の目薬はメグスリノキを材料にしたものだったとある。はたしてそうだったのだろうか。

　メグスリノキ *Acer maximowiczianum* Miq. はカエデ科の植物で、わが国固有の種（species）で、大陸にはない。昭和46年発刊の紅谷進二編『兵庫県植物目録』（六月社書房）には、西播（兵庫県西部）では奥谷、船越山で、但馬（北部）では佐中、妙見、筏で採集されており、昭和56（1981）年発行の兵庫県生物学会編『播磨の植物』でも、西播と但馬に分布するとある。一般的には山中に生え、平地の木ではない。現在の分布は往時と同じではないかもしれないが、黒田家や御着の小寺家の勢力範囲の中播とはいささか異なっているようである。

　メグスリノキは民間薬としては、その名のとおり目の病に使われる。センリガンノキとも言われることがあるようである。大正5（1916）年刊の梅村甚太郎の「民間薬用植物誌」（三益社）によれば、「日光にてちゃうじゃの木とも云ふ」とあり、「樹皮を煎じて眼を洗う洗眼薬」と記している。センリガンノキ（千里眼ノ木）はメグスリノキ（目薬ノ木）とほぼ同義といえるが、チョウジャノキ（長者ノ木）は、これで儲かり長者になれる木なのか、あるいは長者が家に植える習慣があったのか。黒田家が財を蓄えたという話に従えば、前者ということになる。

　メグスリノキは、センブリやドクダミ、ゲンノショウコといったような、広い地域で使われる繁用の民間薬ではなかったように思われる。大正4（1915）年刊の富士川游著「民間薬」（吐鳳堂）には、前記貝原益軒の著作である「大和本草」をはじめ、「和方一万方」、「懐中妙薬集」「経験千方」ほか50余りの江戸時代の著作からの民間薬療法が収録され、診療種目別に紹介されてある。その眼科のところは、流行目、ただれ眼などに対する計133の処置法が挙げられてある。また薬物は、明礬、オウバクほか多種類あるが、メグスリノキは出てこない。また、民俗学者の調査による『日本の民間療法』全6巻（明玄書房、1977）の

「近畿の民間療法」中の兵庫県の章にも出現しない。これらのことから、メグスリノキの使用は、ごく限られた地域のものであったと言えるであろう。

　黒田家の目薬と材料とされるメグスリノキの関係は少し疑問符が残る。

4．「玲珠膏」の実態は？

　次に、前述の渡邊氏は、黒田家の目薬について、「ちなみに、当時の目薬は、二枚貝の片方に軟膏を入れて販売した。もう片方の貝を用い、水で薄めて点眼した」と紹介する。いったい、「福岡啓藩志」にいう「玲珠膏」もそのようなものだったのだろうか？

　まず、「玲珠膏」という名称、これが珍しい類いに属する名称であることである。「玲」は「玲々（リンリン）」など、快い響きの音を表現する際に使われる。「珠」は丸い玉（珠）や鈴を表し、玲珠とつながると、快い響きの鈴となる。また「膏」であるが、一般的には練り薬であるが、軟膏あるいは硬膏である。現在ではほとんど見られないが、小生の子供の頃には、濃厚なエキスを和紙などに塗って乾燥させたものも、膏薬として売られていた。

　こう見てくると、「玲珠膏」は目薬であったとしても、果たして点眼薬であったのだろうか、という疑問も出てくる。先に紹介した「夢幻物語」には、「此薬如何なる眼病にも効あらずといふ事なし」、また、「村田出羽伝」には、「目薬は云ふに及ばず、気付、馬の息合、色々の効能有とて」とあり、内服も含めた多様な使い方をされたことが示唆される。

　点眼薬説は、先に述べた、「昔の練薬は蛤の貝殻に詰めたりしていたから、その少量をもう片方の貝殻に採って水で溶いて目に垂らした」というものである。その説明として、当時は刀鍛冶などが盛んで、目を傷つける機会も多く、目薬が要ったという。しかし、それは戦国時代とい

う時代からの連想だろう。いくら鍛冶屋が繁盛していたといっても、それで財を成すほど多量に売れたというのでは出来すぎであろう。

　筆者は、「膏」というその名前からして、「玲珠膏」は瞼の上から塗るか、貼るかした外用もあったのではないかと想像する。「玲珠」は「つけると爽やかな感じがする」、「清涼感があり気持ちが良い」といったことの表現でもあり、これは、腫れ眼やものもらいなど、眼の周りの炎症に適用された時の皮膚感覚とも一致する。眼病にもいろいろある。必ずしも眼球の病だけが眼病でもなく、点眼薬と限ることもないであろう。小生の幼児の体験からも、ものもらいは幾度か罹患したが、かつてはこのようなことは日常茶飯事のことであった。衛生状態のよくない昔ならなおさらのことであったろう。内服も可ということであれば、煎剤としてだけではなく、今は殆ど見られない舐剤というのも考えられよう。

5.「玲珠膏」の名前の由来

　薬の処方名、とりわけ漢方薬の処方名は、例えば「葛根湯」や「八味地黄丸」のように、含まれている薬を意識した名称がつけられているものや、「大建中湯」や「補中益気湯」のように、効能・効果を名称としているものが多く、ときに「白虎湯」のように方位を表すものなどもある。「玲珠膏」という名称が古典に由来するものかどうかは不明であるが、宋代の1107年に著され、後世のわが国の製薬業に大きな影響を与えた処方集「和剤局方」にもなく、明代の1473年に著された「奇効良方」57巻、眼目門にも見当たらない。もっとも、「玲珠膏」の主たる材料がメグスリノキということであれば、メグスリノキはわが国固有の植物であるから、大陸の古典にはないのも当然である。

　「玲珠膏」という名称は、前述のように、爽やかな鈴の音のような薬という意味にとれるが、これはまた、神社の巫女や獅子が舞うとき手に持つ鈴や、神社の拝殿の前に吊るされた大きな鈴を連想させる。鈴は神社に縁が深く、ここでは広峯神社との強い繋がりは想像に難くない。「玲

珠膏」という神社臭のするこの名前は、黒田家が広峯神社とつながりを持ち、販売するに至ったとき、生まれた名前であったと考えられなくもない。

　また、黒田重隆が神社の御師に乞われて家伝の薬を教えたというが、黒田家に家伝の薬があったとすれば、かなり稀なことといえるであろう。室町時代までの医・薬の知識は、主に知識階級である僧侶によって担われていた。寺院が病人を救うというのは至極当然のこととして、施薬などは古くからの事業であった。曲直瀬道三（1507－1594）をはじめ多くの医師が頭を丸めた僧形であったのは、その事に由来する。商品経済が発達すると、売薬も成立するようになり、有名寺院は製薬した薬を売り出すようになったが、このような時代にあっても、漢方薬などの知識は限られた人たちのものであったからである。

　もっとも、メグスリノキから作る目薬の知識をどこかで仕入れ、麗々しく家伝や秘伝と称することぐらいはありえたであろう。しかし、これはあくまでも民間薬としての使用である。神社と縁のありそうな「玲珠膏」という有難い名称が、黒田家の先祖が広峯神社とのつながりを持つ中で、考え出されたと言えなくもない。また、「玲珠膏」は、広峯神社の御師が、神社の御札とともに売り歩いたとされるが、黒田家は、その製造を任されていたと理解してはどうだろうか。

6. 黒田家の出自について

「玲珠膏」の販売者が広峯神社で、製造者が黒田家という形でなされたとすれば、黒田家は製薬のための労力や薬材であるメグスリノキを大量に集めることが必要になる。これには土着の人々とのつながりが必要である。黒田重隆は備前福岡から移ってきたとされるが、人の移動が容易でなかった時代に、よそ者が姫路の地へ移ってきて、由緒ある広峯神社にすぐに受け入れられて、この事業の元締めになるということは、なかなか考えにくいことではあるだろう。

渡邊大門氏は、目薬説に疑問を呈しながら、「おそらく黒田氏は、播磨国の一土豪であったと考えられる。何らかの契機に小寺氏と結びつき、その配下に収まったのであろう。そして、自らの貴種性をアピールするため、佐々木黒田氏や赤松氏の支族とするに至ったと考えられるのが妥当ではないだろうか。」としている。また、「黒田氏が戦国期になって、突然新しい土地で台頭したとは考えにくく、もともと播磨にしっかりと根を下ろしていたと考えるのが無難であろう」とする。また、加来耕三氏も、「黒田家の祖先は、近江源氏の佐々木氏の支流ではなく、播磨の土着の民であったとみる方が無理はないと思われる」としている。さらに、諏訪勝則氏は『黒田官兵衛』（中公新書、2013）の中で、「福岡藩黒田家の発祥の地は本当に近江なのであろうか。結論から先に述べるならば、現在伝わっている史料を検討すると、近江を発祥地とするのは無理があるようだ」また、「果たして重隆の一代で小寺家における有力家臣という立場を築けたのであろうか。（中略）普通に考えれば、重隆の数代前から姫路周辺に根ざし、その実力を蓄えたのではないかと考えられる」とする。
　「玲珠膏」とメグスリノキという2個のキーワードから類推すれば、官兵衛の祖先の出自は、播磨説に与する形となる。さて、どうだろうか。

第2章 ｜ 「きぐすり」

　明治維新の後、近代化を急ぐ政府の欧化策によって、さまざまな文物が導入されたが、この時期に、多くの翻訳語が作られたことはよく知られている。現在我々が無意識に使用している「生薬（音読みで"しょうやく"）」という言葉も、大井玄洞が明治13（1880）年に教科書を編んだとき、ドイツの Albert Wigand の著 *Lehrbuch der Pharmakognosie* から、Pharmakognosie という学問分野に「生薬学」という訳を当てたことから、始まっているらしい。
　では、その大井の「生薬学」以前では、「生薬」はどのように呼称さ

れていたのだろうか？

　難波恒雄博士は、遠藤元理の「本草辨疑」を昭和46（1971）年に復刻出版されたが、その解題中に黒川道祐の「雍州府志」からの引用がある。

　　　成薬店、俗に薬品の未だ剉刻を経ざるを木薬という。近世薬店主が真偽精麁を擇み法製して之を刻み、之を篩い、需に応じて之を賣る。もと医家の修治に及ばずと雖ども、又草医において甚だ便を得、中華の所謂成薬なり。今はところどころに之あり、之を成薬屋と称す。又近世市中に虎屋、藤屋と称するものあり。丸散の薬を製して之を賣り、庶人其便を得るなり

　ここから、当時の京都では、「成薬店では、切ったり刻んだりしていない全形生薬を『木薬』と称していた」こと、また、「法製して、刻んで、篩にかけたものは、薬としての形が整った、中華でいうところの『成薬』であり」、修治・調整した飲片や刻みの生薬および丸散の薬を売る店を「成薬屋」と呼んでいたことが知られる。

　しかし、この呼称の問題は、やや漠々としている。

「生薬」も「木薬」も訓読みすれば"きぐすり"で、同じである。本稿では、この「木薬」という総称について、少し下った時代に盛んとなった古川柳を中心に情報の追加をしてみたい。

1. 古川柳の表現

　川柳は、江戸時代中期に柄井川柳（享保3〈1718〉～寛政2〈1790〉年）が出るに及んで、一大ブームとなった。川柳は連歌の前句付けが独立したものであるが、特に彼が万句合から選んで出版した「誹風柳多留」や、多数の点者による「誹風柳多留拾遺」には、当時の人情、風俗、世相等が庶民の日常の言葉で表現されている。

これらは、川柳自ら句会に出席して選んだという句集「初代川柳選句集」も含め、岩波文庫の山澤英雄・千葉治校訂「川柳集成」全8冊にまとめられてある。

　1995年初版発行の岩波文庫の「誹風柳多留」は初版本の翻刻で、仮名は一部を残して標準仮名、現代で用いられていない漢字の一部が現行文字とされている。また多くの句の出典記入があり、元句との異同や作成年がわかる。「誹風柳多留拾遺」や「初代川柳選句集」も同様の構成である。

　本稿では定本とされているこの岩波文庫本を参考にした。

1）「誹風柳多留」

「誹風柳多留」は明和2（1765）年に「川柳評万句合」の中から、約700を撰んで出版されたのが初編で、以降、寛政3（1791）年の24編まで出版された。

　その中で“きぐすりや”に関するものは次の9句である（カッコ内の数字はその句が載せられている編数と丁数を示す）。

　　木薬屋でつちぐらいハ内でもり（2編1丁）

　　のみ逃を木くすり屋へも言い聞せ（2編9丁）

　　木薬屋かけて来タのはむみやうえん（3編35丁）

　　木薬屋ぜげんのそばて五両取リ（5編20丁）

　　木くすり屋聞ィてきなよと子を帰し（6編32丁）

　　木くすりやひつを明ヶると人だかり（6編38丁）

　　長刀をはつしてきたと木くすりや（11編31丁）

　　木くすりやさくびやうくらいなおす也（18編11丁）

　　わり床ッてしごとして居る木くすりや（21編20丁）

また、“やくしゅや”については6句ある。

薬種屋のやつと聞ヶとる山帰來（5編12丁）

薬種屋でとそを買ふのハ無病也（6編4丁）

薬種屋のかんばん朝の一ト仕事（7編13丁）

薬種屋は足の薬も一本うり（7編19丁）

のみにげをして薬種やでとそを買（9編20丁）

薬種屋の近所へ留守居入レあける（18編38丁）

2）「誹風柳多留拾遺」

　また、「誹風柳多留拾遺」は多くの点者による選句集である。寛政8 (1796) 年から翌年にかけて刊行された「古今前句集」の改題本で10編からなる。一部に「誹風柳多留」との重複がある。以下の3句がある。

俗名で呼ベバ薬種ハやすくなり（9編15丁）

薬種や銭をにぎつてわすれて居（10編2丁）

薬種屋のやつと聞とる山帰來（10編15丁）（前出の柳多留5編12丁と同じ）

3）「初代川柳選句集」

　本書は、柄井川柳の直接の選評をうけ、単行本形式で上梓された句集をまとめたものである。5句（下記の3句目と4句目は重複）がある（傍は川傍柳、筥は柳筥、籠は柳籠裏の略記号）。

向ふうらで聞ヶしやれと木薬屋（傍1編23丁）

木薬屋捕手をからいめに合せ（傍3編25丁）

油屋は二代木薬屋は一代（傍4編33丁）

油屋ハ二代木薬やハ一代（筥4編12丁）

薬種にしても武士ハ怖ひ物也（筥4編9丁）

割床で薬種ひひてる三丁目（籠3編16丁）

本句集では、“きぐすり”「木薬」３句、“やくしゅ”「薬種」２句である。

　以上、３句集からは、当時の生薬に対する総称としては、“きぐすり”と“やくしゅ”の２通りがあり、“き”の漢字表記は現在我々が使っている「生」ではなく「木」が一般的であったようである。

２．古川柳中のくすり以外の“き”表現

　では“き”の韻をもつ他のものの表記はどうなのか、また「木」と「生」の使い分けはどうだったのか、などの疑問も生じてくる。以下の例がある。

１）「誹風柳多留」
　　　きむす子と見へて朝から市へ立（６編38丁）
　　　きむす子は連れに目利きをして貰ひ（18編26丁）
　　　生娘と見へて薬師を朝にする（１篇43丁）

　“きむすめ”では、「生娘」表記がほかに１句（11編21丁）、「きむすめ」が２句（16編36丁、17編11丁）、「木むすめ」が１句（６編32丁）、「木娘」が１句（23編27丁）ある（内容は本稿にふさわしくないと思われるので、ここでは編丁だけの記載に止めた）。

２）「誹風柳多留拾遺」
　　本句集には次の句がある。

　　　生ばんとうねるを極楽世界にし（２編14丁）
　　　生せうゆてくふ女良ハ通りもの（８編11丁）
　　　生むすこにたいこハうたせたかるなり（８編２丁）
　　　生むすこハうしろへたんとしはをよせ（10編19丁）

　また、"きむすめ"では「木娘」（3編4丁）、「生娘」（3編29丁、4編14丁）の3句がある（同様に省略）。

3）「初代選句集」

　本句集には、「木娘」4句（傍1編2丁、傍3編29丁、傍3篇42丁、莬追7丁）と「木むすめ」1句（玉柳編17丁）がある。1句を挙げる。

　　木娘の年増も定家一人リ入レ（莬追7丁）

　以上から、息子、番頭、醤油の頭には「生」が付され、娘では「生」と「木」の両方がある。

3．俳句と「木薬」

　同時代の俳人の句にも、「木薬」を読んだものがある。
　各務支考（寛文5〈1665〉～享保16〈1731〉年）は、美濃国山県郡（現在の岐阜市）出身で、蕉門十哲の一人である。彼には次の句がある。

　　木薬のにほひにあそぶ胡蝶かな

　また、与謝蕪村（享保元〈1716〉～天明3〈1784〉年）は、摂津国東成郡（現在の大阪市都島区）の生まれで、諸国を巡り、京都に没した。彼にも「木薬」を詠った句がある。

　　木薬の袋流るる御祓川（明和6年）

4．訓読みと音読み

　限られた事例ではあるが、1680年頃から1700年代の末頃までは、薬

の呼称には"きぐすり"と"やくしゅ"があり、特に前者の場合、その漢字表記は一様に「木薬」とされている。「木薬」という表記は、冒頭にも紹介した文にもあるように、調製された「成薬」との対比で使われていたようであり、調製前の草根木皮は元の植物体であることから、「木」が用いられたとも考えられる。

　一方、"きむすこ"、"きばんとう"、"きせうゆ"では「生」があてられ、"きむすめ"には「生」も「木」の場合もあり、「生娘」も「木娘」もほぼ同じ意味合いで使われている。そのあたりはあまり頓着せずに用いられたようにも思われる。ただ、「生」は「純粋な、混じりけのない」のほか、「人が手を加えてない、元のままの」などの意が強くあらわれるから、後年、大井玄洞が「生薬」という語を用いたのには、本質的に化学薬品とは違っているということを強く意識したことに因るのかも知れないと思う。

第3章 | 再考、伝統薬

1. 薬草知識の伝承

　漢方薬であれ、民間薬であれ、今日知られている伝統薬は、人類の実体験から生まれたものである。その発見には、偶然のこともあろうし、知識が集積してくれば、積極的に探し求めることもあったにちがいない。文字の無かった時代や、文字が使われるようになってからも、健康的な生活を送るために有用なこれらの知識は、人びとの間で、親から子へ或いは知り合いへと、伝承されてきた。薬に関する民話も、その由来などが確かに伝わるよう、また子や孫が興味をひくよう工夫されて、生まれたものと考えられるものである。

2.「中国の民話」に見る薬の発見

　繆文渭編、石川鶴矢子訳の『中国の民話、薬草編（上・下）』は、昭和62（1987）年発行である。原著は1981年に中国民間文芸出版から出版された、「中草葯伝説故事」で、計53種の中国の薬草についての故事が紹介されている。

　話の内容には、薬草の名前の由来を述べたものが多いが、その中の12話は薬草がどのようにして発見されたのかを伝えているものである。それらの概略はおよそ次のようである。

　　甘草（カンゾウ）：ある村に老医がいて、よそ村に往診に出かけ家を留守にした。押しかけた病人に困った家人は、かまどで燃やす干し草を病人に与えたところ良くなった。干し草は甘いことから甘草というようになった。

　　車前草（オオバコ）：戦いに敗れた軍が敗走中、多くのものが下腹部が張り、血尿が出るようになった。連れていた馬もまた同様の症状だったが、数日たって元気を取り戻した。そこで馬が食べていた草を調べ、それを煮て食したところ、人も元気を取り戻した。

　　馬勃（オニフスベ）：山へ草刈りに言った少年がけがをし、出血した。それを見た仲間の豚飼いの少年が、近くにあったオニフスベを傷につけ、出血を止めた。自分が以前同じ経験をしていたのだった。

　　馬歯莧（スベリヒユ）：赤痢になった娘は家を出された。食事も十分に得られない娘は、あぜ道の野草を食べて飢えをしのいでいるうちに、回復した。その野草は、赤痢に効くということが分かった。

　　菟絲子（ネナシカズラ）：作男、腰を痛めたウサギが食べ、元気を取り戻すのを見て、同じような腰痛の父親に飲ませ、人でも治ることを知った。

　　常山（ジョウザンアジサイ）：マラリアに罹った坊さん、空腹時に

野草の粥をもらって食べたところ、マラリアの発作が起こらなくなった。

山楂（サンザシ）：継母にいじめられ、山の畑の番をさせられた長男が、野生のサンザシの実を食べたところ、消化機能が回復し、元気になった。

百合（ユリ）：孤島に残された女子供が、ニンニクに似た野草の根を食べたが、飢えをしのげ、肺病を患っている人も次第に元気になった。

山薬（ヤマノイモ）：山に逃げこんだ弱国の将兵が、飢えをしのぐために食べていたつる植物の根によって、元気を取り戻し、失った土地も奪い返した。

梨：肺病の息子が、毎日梨をご飯代わりに食べ続け、医者にも見放された肺病が治った。

茵陳（カワラヨモギ）：黄疸に罹った病人、食べ物が底をついたので、飢え凌ぎに野草を食べていたら、黄疸が治った。

黄精（ナルコユリ）：旦那の言うなりになるのを嫌がって山へ逃げ込んだ娘、飢えずに元気いっぱい。そのわけは、ヒヨコによく似た野草の根を食料がわりにしていたのだった。

　これらの事例を見ると、薬の発見の端緒にもいくつかの類型があるように思える。甘草と馬勃はやむを得ず取ったとっさの行動が、また車前草と莵絲子は動物の行動観察が、発見のきっかけとなった例である。その他の８例は、飢えなどで空腹を満たすために食したら、病にも効果があったというものである。

３．トルコの調査事例から

　ここで紹介した中国の薬草も含めて、世界の伝統薬とりわけ口承による民間薬が、何時頃からどのようにそこで使われるようになったのか、

その起源をたどることは容易ではない。けれども、実際に調査をして得られた情報をみると、古い文献に類似の記載があることもしばしばである。前述（第一部、第4章）したように、筆者らが1986年から行ったトルコの民間薬とハーブの調査では、68科359種の植物が現地で薬用に用いられていることが明らかとなった。

1）ハヴァジュヴァ "havacıva"

その中の一つに、トルコ語でハヴァジュヴァ "havacıva" と呼ばれ、傷薬や火傷に使われる一群がある。それらについては、第一部第4章3で既に述べたことだが、いずれも根にアルカニンほかのナフトキノン系赤色色素を含み、植物学的にはムラサキ科に属するものであった。

このムラサキ科植物の使用法は、紀元1世紀に著されたディオスコリデス Dioscorides の「マテリア・メディカ Materia Medica」中にも記されている。例えば、第4巻香草類と根類の項中の ANCHOUSA では、「根は、指ぐらいの太さであるが、夏期にはまるで血のような色をしていて、引き抜くと手が赤く染まる。この植物は肥沃な土地に生育する。根には収斂性があり、火傷に効き、蠟や油に入れて煮たものは、古い潰瘍によい」（大槻真一郎、大塚泰男編、鷲谷いづみ訳「ディオスコリデスの薬物誌」エンタプライズ、1983）とある。ディオスコリデスは現在のトルコ南部タルススの生まれであるから、ハヴァジュヴァの用法は、まさしくその地の薬物知識が現代にも引き継がれていることを示している。

2）シャブラ "shabla"

しかし、次のような例にも遭遇した。1991年にトルコ西部のアフィヨン Afyon 県の山中、ブユック・カレジック Büyük Kalecik 村を訪れた際、50過ぎと思われる農夫が、「シャブラ "shabla"」と呼ぶやや幅広の葉っぱを持ってきた（図4-1）。「痔に効くのだ」という。

話はこうである。彼はいつものように、羊をつれて野に出ていた。そ

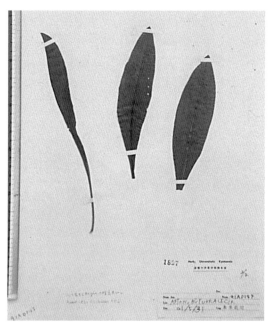

図4-1　シャブラ "shabla"

　の時、急に便意をもよおしたのだが、あいにく落とし紙を持っていな
かった。彼は仕方なく目の前にある幅広の柔らかそうな葉っぱで間に合
わせたのだった。実は、彼はその時まで痔主であったのだが、その時を
境にして、長年の痔がピタリと止まってしまった。
　彼は、「間違いなくこの葉は痔に効く」と強調した。

　ただ、他の村人は、そのようなことは知らないという。彼が効くとい
う「シャブラ」はまだ花を付けていないため、種（species）の同定がで
きなかったが、シソ科のフロミス Phlomis 属植物と推定された。また、
トルコの調査全体を通じても、「シャブラ」あるいはフロミス属植物の
葉を痔疾に使うという事例は他に認められなかった。フロミス属植物
の薬用については、トルコの生薬学の権威、バイトップ T. Baytop 教授

による「トルコの植物療法 Turkiye'de Bitkiler ile Tedavi」Istanbul（1984）には、「葉はサルビア *Salvia* sp. と同様ハーブ・ティにする。興奮剤、健胃薬である。」とあるが、やはり痔疾治療への適用は記されていない。

3）古参と新参の混在

　民間薬も含め、伝統薬の多くは、その名のとおり長い歴史を有しているものと考えられよう。「ハヴァジュヴァ」のように、紀元1世紀から知られているようなものは、人びとの間で繰り返し使用され、その効能・効果がその都度再確認されてきたに違いない。しかしながら、「シャブラ」のような例は、薬の舞台に新たに登場したてと思われるもので、これからその効果がふるいにかけられていくのであろう。伝統薬とひとくくりされる中にも、民間薬では古いものに交じって、このような新参ものもあるように思える。検証のしようも無いが、新旧混在なのかもしれない。

4）ベルダァ村の民間薬

　トルコの民間薬の調査を続けていた我々は、1991年7月3日、トルコ東北部のアマスヤ Amasya 県ベルダァ Beldağ 村を訪れた。この村では10種類の植物を民間薬に利用していた。そのうちには情報だけのものがあって、実際に使っている植物を採集して、原植物の同定まで至ったものは6種であった。それらの原植物名、トルコでの一般名称、ベルダァ村での呼称および用法・目的を表4-1に示す。

　ヘリクリスム・プリカトゥム *Helichrysum plicatum* はムギワラギク *H. bracteatum* の仲間で、*Helichrysum* 属はトルコでは16種が知られている。薬用とされるのはほとんどが本種とその亜種である。鮮黄色の頭状花は、「ヤイラ・チチェイ yayla çiçeği」、「アルトゥン・チチェイ altun çiçeği」などと呼ばれ、ハーブ・ティや民間薬とされる。煎じ液は利尿作用があり、腎臓結石に良い、黄疸に効く、などと言われる。ベルダァ村では、本植物の灰にも同様の効果があるという（図4-2）。

表4-1　ベルダァ Beldağ 村の民間薬

Plant species	vernacular name	common name
Helichrysum plicatum	*yayla çiçeği*	*yayla çiçeği,*
Juniperus oxycedrus	*tiken ardıçı*	*ardıç, diken ardıç*
Pinus sylvestris	*çam, çam pisesi*	*çam, çam sakızı*
Plantago major	*duvarula, bağotu*	*siyilotu, sinyrotu,*
		bağ yapraği
Tilia rubra	*sastivi, sassivi, ıhlamur*	*ıhlamur*
Urtica dioica	*jinçari*	*ısırgan, dicirgen*

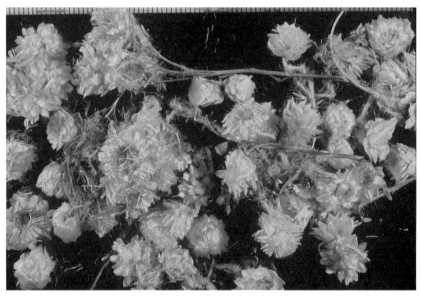

図4-2　ヘリクリスム・プリカトゥム *Helichrysum plicatum*

　ケードネズ *Juniperus oxycedrus* は、ネズミサシ *Juniperus rigida* あるい
はセイヨウネズ *J. communis* に近縁で、1 cm ほどになる球果のほか、材
やタールが薬用とされる。トルコ名は「アルドゥッチ ardıç」、「ディケ
ン・アルドゥッチ diken ardıç」など。風邪や咳などの上気道炎のほか、
腹痛、消化器官の不調などに用いられる。ベルダァ村の例のように、痔
に使われることもある。

　ヨーロッパアカマツ（オウシュウアカマツ）*Pinus sylvestris* は分布が
広く、トルコではアナトリア北部やカッパドキアの山地に分布する。マ
ツ *Pinus* の仲間はトルコでは 5 種が知られている。クロマツに近い *P.
nigra* ssp. *pallasiana* もアナトリア西部の辺縁部を中心に分布し、同様に
使われる。「チャム çam」がマツ類の一般名称である。薬用には、松脂
や材から採ったタールが、前項の *Juniperus* と同様、風邪や咳、消化器
の不調などに用いられ、ベルダァ村のように、切り傷や腫物などに外用
されることもある。

　オオバコ *Plantago* 属植物は、トルコでは21種が知られ、薬用とされ
るのは最も身近なオニオオバコ（セイヨウオオバコ）*Plantago major* で
ある。時にヘラオオバコ *P. lanceolata* も用いられる。よく使われる通
称名は「バァ・オトゥ bağotu」、「シイル・オトゥ siyilotu」、「シニル・
オトゥ sinyrotu」である。葉を揉んだり、火で炙って柔らかくしたもの
を、腫物の炎症を取るために外用することが多いが、腹痛に煎じ液を飲
むこともある。ベルダァ村の用法もそれに沿ったものである。

　シナノキ *Tilia* 属は北半球に40種ほどが分布しており、わが国にはシ
ナノキ *Tilia japonica* が、またヨーロッパにはセイヨウシナノキ（リン
デンバウム）*Tilia europaea* が広く知られている。トルコでは 4 種が知
られ、薬用とされる（ティリア・ルブラ）*Tilia rubra* は、アナトリア北
部の黒海に沿った山中に分布する。「ウフラムール ıhlamur」が通称名
で、花を風邪や気管支炎、咳に用いる。

　イラクサ *Urtica* の類いはトルコには 5 種が野生する。セイヨウイラ
クサ *Urtica dioica* はヨーロッパを中心に広く分布し、トルコでも普通に

見られる。頻度は低いが *U. pillurifera* や *U. urens* も同様に用いられる。名称としては「ウスルガン ısırgan」が広く用いられる。リウマチで痛む箇所をイラクサで叩いたり、こすって刺激するなど、外用にする。また、煎じたものは下痢などに効く。

5）異なる呼称の由来

　ここで問題としたいのは、使用法や使用目的ではない。呼称である。表4-1に示したこれら6種のうち、ヘリクリスム・プリカトゥム、ケードネズ、ヨーロッパアカマツの前3種については、トルコで一般に使われている呼称と同じか類似のものである。しかし、セイヨウオオバコの「ドゥヴァルラ duvarula」、ティリア・ルブラの「サスティヴィ sastivi」あるいは「サッシヴィ sasshivi」、そしてセイヨウイラクサの「ジンチャリ jinçari」という呼称は、この村でのみ使われている呼称であった。

　これはどうしてなのかと尋ねると、「我々はおよそ百年前に北の隣国グルジアから、移住してきたのだ」という。「元の村にあり、ここでも手に入るものは、昔からの名前や使い方をしているが、ここで知った薬草については、教えてもらった名前を使い、教えてもらった用途に使っているのだ」という。彼らにとって、ヘリクリスム・プリカトゥム、ケードネズ、ヨーロッパアカマツは、こちらに移ってきて初めて知ったものであり、ティリア・ルブラ、セイヨウオオバコ、セイヨウイラクサの3種は、かつての村にもあった植物ということである。

6）民間薬の「移動」

　一般的に言えば、民間薬の使用は、傷口に葉を揉んで貼りつけるとか、腫れたところに液汁をつける、あるいは腹痛などに煎じ汁を飲むなど、専門知識がなくてもできる比較的簡単な処置がほとんどである。また、材料である植物体の一部を新鮮なままで使用したりすることも多い。したがって、民間薬は、その植物が手に入る限られた地域で使われる、土着性の強い薬物といえるものである。

　しかしながら、このベルダァ村の事例を見ると、民間薬にも移動する
ものがあるように映る。土着性の高いと思われる民間薬の移動、一見矛
盾したそのことを可能にしたのは、ティリア・ルブラ、セイヨウオオバ
コ、セイヨウイラクサの３種が、元の村にもトルコのベルダァ村にも分
布していたことによる。もしこれらの薬草の分布が狭い地域に限られて
いれば、その使用範囲は生息域に限られるので、このようなことは起こ
らなかった。しかし、分布域の広いものであったために、移住先でもそ
の薬草を見つけることができ、同様の使用が可能となった。自分たちが
使っていたままの名前でである。

７）ユーラシア内陸部の共通性

　ベルダァ村に移ってきた人たちの元の村がグルジアのどのあたりに位
置していたか聞くのを忘れたが、グルジアはトルコの北東部に隣接する
国である。100年前というと、それは丁度、ソビエト連邦が成立した時
期にあたる。その時期には、周辺地域に移り住んだ人たちが数多くい
た。中央アジアではウイグル族の人たちが天山山脈を越えて、新疆地区
に南下したことなどはよく知られているが、ベルダァ村の人たちもそう
いう人たちであったようだ。
　薬の知識は人が健康を保ち、生きるうえでの必要なものである。薬は
身近で密接した存在であり、人の移動は常に薬の移動も伴っている。土
着性が強いと思われる民間薬でも、同様な生態系の内部では、地理的に
遠く離れていても、元の地と同様な民間薬の使用が可能となり、トルコ
のベルダァ村のような事例が生まれるのである。それは、点でみると周
囲とは全く違った呼称をもつために、如何にもその民間薬が移動してき
たように映るわけである。
　トルコから中国のゴビ砂漠までのユーラシア内陸部は、よく似た生態
系が続き、広大な砂漠や温帯草原が広がっている。植物の種speciesが
違っても同属、近縁のものがかなり多く、民間薬の知識が移動できる条
件が整っている地である。

4．ウズベキスタンの伝統薬

　ウズベキスタンは中央アジアに位置し、その国土面積は447,400 km²で、日本のおよそ1.2倍である。ウズベキスタンの北西部にはキジルクム砂漠が広がっており、南東部にはパミール高原と天山山脈が連なっている。これら海抜4,000 m以上にもなる万年雪を頂いた高い山々から、アムダリア河とシルダリア河が北西方向に流れ、約6,000種の高等植物が知られている。両大河の水により灌漑されている両岸には豊かな耕作地が広がり、小麦や綿花の一大産地となっており、最後は、細々とした流れとなって、今は見る影もなくなったアラル海へ注いでいる。ウズベキスタンの気候は内陸性であるが、パミール高原と天山山脈の北側山麓に広がるグリーンベルト地帯は東方のカザフスタンまで続いており、先に紹介した小アジアとよく似た生態系である。

1）中央アジアの歴史と医薬学

　ウズベキスタンは多民族国家で、100を超える民族が暮らしているが、トルコ系のウズベク人が70％を占めており、後はロシア人とカザフ人が数パーセントである。

　ウズベキスタンの地はシルクロードのちょうど中間に位置しており、古来、東西の文物がこの地を経由して往来した。特に、10〜12世紀にかけてはイスラム帝国の一部として繁栄し、アラビア医学の中心人物であったアル・ビルーニやイブン・シーナはこの地の出身で、ともにアラル海近くのヒバで学んでいる。

　しかし、近代に至り、ソビエト連邦の一部となると、イスラムの教えやアラビア医学など、古くからの伝統文化は否定され、植物療法の知識も多くを失ってしまったように見える。洋の東西を問わず、大方の都会では、その地の伝統医学の知識を持つ専門家が居て、薬種商もまたバザールや下町に店を構えていることが多い。しかしながら、ウズベキスタンやカザフスタンなどでは、このような伝統的風景は見られない。

２）都市部の市場生薬

　ウズベキスタンの都市部では、生薬の多くは公設市場の一角で、口を
あけた袋を並べた状態で売られている。売り場面積も狭く、売られてい
る生薬の数も少ない。筆者は、タシケント在住の採薬人の倉庫で、彼が
売り物にする薬草を見せてもらったが、全部で48種類あった。彼の言
によると、時期的なこともあって、総数はもっと多いという。これらは
すべて国内で調達されたものであり、種類もアラビア医学で繁用される
ものとも全く違っていた。したがって、これらのほとんどは、この地に
固有の薬草と考えられるものである。

　ウズベキスタンで植物療法の知識を受け継いでいるのはタビーブ（民
間医）である。しかしながら、国内に5,000名ほどいるとされるタビー
ブの知識には、大いに差があるように思われた。それは、アラビア医学
の事が話題に上がるようなタビーブもいるが、そのような彼らはむしろ
少数派で、先に述べたこの地に伝統的なバザールで売られている生薬
や、採薬人が集めてくるような薬草を中心に、それにソ連邦の時代に
なってロシア経由で入ってきたヨーロッパの薬草の知識を加味して、そ
れぞれが独自の投薬を行っているようであった。

　タビーブが治療に用いている処方がどのようなものであるのかは興味
あるところであるが、誰に当たってもなかなか教えてもらえず、まと
まった情報は得られなかった。その理由は、彼らはそれによって生計を
立てているので、基本的には、他人に教えることはしない。教えること
は、自分の権益をみすみす手放すことになるからである。

３）農山村部の民間薬

　先にも述べたように、ウズベキスタンの東南部に位置するグリーンベ
ルト地帯は、最も豊かな地である。この地の植生は小アジアとかなり類
似しており、トルコと同一種も認められる。共同研究者でもあったタシ
ケントの植物研究所副所長（当時）のコジマトフ氏によると、およそ
600種の植物が薬用とされるという。ここでは、筆者らの調査で得られ

た情報から、次に最も繁用される民間薬6種を挙げる。

セイヨウノコギリソウ *Achillea millefolium* の仲間は、ウズベキスタンでは12種が知られているが、民間薬として使われるのは2種である。セイヨウノコギリソウは黄疸に良いとされる。近縁種の *A. biebersteinii* は、全草を下痢止め、花は頭痛に、また小児の臍下の痛みに使う。

アギ *Ferula assa-foetida* の仲間はウズベキスタンでは100種以上が知られている。我々の調査では3種が薬用とされることが分かった。アギは根の乳液を胃の痛みに、同属の *F. seravschanica* は茎の乳液を掻痒症に、根はリウマチ痛に外用する。また、*F. sumbul* の根は男性用強精剤である。

オグルマ *Inula* 属は20種が知られているが、そのうち *I. grandis* は根を胃潰瘍に、近縁の *I. macrophylla* の根も同様に腹痛、風邪、咳、気管支炎、掻痒症に、また去痰薬としても使われる。

ハッカ *Mentha* の仲間は10種が知られている。ホースミント *M. longifolia* は蛇の咬み傷に、腹痛、リウマチ痛など万能薬として、また蛾などの忌避剤として、セイヨウハッカ *M. piperita* は頭痛に良いとされる。

オオバコ *Plantago* の仲間は20種が分布する。ヘラオオバコ *P. lanceolata* の葉は胃の痛みに、セイヨウオオバコ *P. major* は頭痛、胃潰瘍、胃の痛みのほか、腫物、切り傷の止血に、消化器ガンに良いとされる。

イラクサ *Urtica* 属は3種が分布する。そのうち、セイヨウイラクサ *U. dioica* はウズベキスタンにも分布があり、傷薬としてのほか、血尿、外傷、腎臓結石に、またリウマチの痛み、腹痛、掻痒症に用いられる。

ジジフォラ *Ziziphora* 属は10種が知られている。民間薬として用いられるのは3種で、いずれも *Z. pamiroalaica*、*Z. pedicellata*、*Z. tenuior* が血圧降下剤として、また鎮静剤としても用いられる。

先に名前を挙げたコジマトフ氏は、特にウズベキスタンに固有の薬草として、ユキノシタ科のベルギニア *Bergenia ugamica*、シソ科のム

シャリンドウ属の一種 *Dragocephallum spinulosum*、ヒソップス属の一種 *Hyssopus ferganensis*、ハッカの一種 *Mentha pamiroalaica*、サルビアの一種 *Salvia komarovii* と *S. submutica*、タデ科ダイオウ属の一種 *Rheum maximowiczii*、ヒガンバナ科のウンゲルニア *Ungernia victoris*、キョウチクトウ科のニチニチソウ属の一種 *Vinca erecta* の8種を挙げる。

　そのほか、よく知られたハルマラ *Peganum harmala* は、ウズベキスタンでは「イシリック」と呼ばれ、地上部を燃やしてその煙を吸うと、インフルエンザなどの感染症の予防になるとされる。ハルマラは、トルコでは「ユゼルリク」と呼び、その種子を前立腺肥大症や尿失禁に、また腹痛に使う。

5．それぞれの土地にそれぞれの事情

　広い地球上の世界各地には、今もなお、それぞれに固有の貴重な薬草知識が伝えられている。しかし我々が手にしている情報には、地域によって量の多寡が見られる。はっきりと少ない地域の一つは、広大なアフリカ大陸である。彼の地の薬草・薬木が意外と知られていないのも、タビーブ個人の権益のようなものが大きな障害となっているように思う。明治維新後の有名な「脚気相撲」も、漢方側が秘伝としたために、軍配が西洋医学に揚げられたが、これも同じ脈絡のものである。科学の舞台に揚げる以前の問題が、大きく現実として存在する。

　かつて中央アジアにおいては、アラビア医学は大いに隆盛であった。しかし、現在のウズベキスタンにおいて市場の伝統薬物を見る限り、かつての面影は全くない。現在、アラビア医学の診療と治療の両方が揃って残っているところは、パキスタンと中国の新疆ウイグル自治区である。現地では、パキスタンではユナニ医学、新疆ウイグル自治区ではウイグル医学と呼ばれている。この両伝統医学で用いられている薬物の多くは共通しており、呼称もまた伝統的なアラビア名に由来し、アラビア医学の古典記載の処方も用いられている。

第4章

再考、生薬の選品

　我々の先人は五感を研ぎ澄まし、経験を積み重ねて、自然の中から薬になる物を見出し、より確かでより効果のあるものを見極める努力をしてきた。それらの知識や情報は歴代の本草関係の書物ほかに集積されているが、中には何らかの民族文化や思想的背景のある「説」や「論」などに基づく抽象的表現の効能・効果も混在していて、戸惑いを覚えることもある。しかしながら、これらも元は現場の実体験から帰納されてきたものと考えれば、情報の一次二次に関係なく、何らかの真理を内包しているはずと考えたほうがよいのだろうと思う。

　本稿では、当帰と人参の事例で今一度再考してみたい。

1. 当帰 ―頭・身・尾―

　当帰については別なところ（第三部第1章7-2）でも紹介したが、薬家である遠藤元理の書「本草辨疑」（1681年）には、当帰は部分によって効能が違うという次のような記述がある。

> 　　頭身尾三製シテ用ユトアレドモ、古来使ヒ分ル人希ナリ。時珍ガ曰ク上ヲ治スルニハ当ニ頭ヲ用ユベシ、中ヲ治スルニハ当ニ身ヲ用ユベシ、下ヲ治スルニハ当ニ尾ヲ用ユベシ、通治ニハ則全ク用ユ、一定之理也。張氏ノ説最モ理ニ当レリ。張元素ガ曰ク頭ハ血ヲ止メ、尾ハ血ヲ破リ、身ハ血ヲ和ス、全ク用ユレバ即チ一ハ破リ一ハ止ム也。

　すなわち、「当帰は根頭部、太い中心部、枝根や細根に分けて製して用いるとあるが、昔からそう使い分けている人はまれである。李時珍は『身体の上部を治療するには頭根部を使い、身体の中心部分を治すには太い中央部分を、また下半身を治すには支根及び細根を用いるべきであ

る。また、全体を治すには生薬全体を用いる』と言っている。これには一定の理がある。しかし、説としては張元素の方が優れている。すなわち、『帰頭は補血、帰尾は破血、帰身は和血の作用を持ち、全体を用いるときは一方では破血一方では止血の作用を示す』とされる」である。

この記述は、江戸初期に到来し当時大流行していた李時珍の「本草綱目」を、元理が引用したものである。元の「本草綱目（国訳）」では次のようである。

　　斅曰く、…（中略）…頭と尾とでその効力に血を止めると血を破るとの異がある。血を破る目的には頭の一節の硬く実した部分を用い、痛みを止め、血を止める目的には尾を用いる。頭と尾を同時に服食するならば効力がない。

　　元素曰く、頭は血を止め、尾は血を破り、身は血を和らげる。全部をそのまま用いれば、一面には破り一面には止める。…（中略）…。杲曰く、頭は血を止めて上行し、身は血を養って中を守り、梢は血を破って下流し、全部そのままでは血を活かすが走らない。

　　時珍曰く、雷斅、張元素両氏の所説は、頭、尾の効力、効果各異なっているが、凡そ植物の根は、身の半已上は気脈が上行するもので天に法り、身の半已下は気脈が下行するもので地に法る。人間の身体は天地に法り象るものだから、上部を治するには頭を用うべく、中を治するには身を用うべく、下を治するには尾を用うべく、上、中、下を通じて治するには全体そのままを用うるが一定の法則であって、張氏の説のほうが優れているとせねばならぬ。

ここで、斅は「雷公炮炙論」の雷斅、杲は「用薬法象」を著した李杲である。上記の李時珍の第3段落にある「凡そ植物の根……」の説はともかく、当帰の頭身尾という部位によって作用が違うというこの説は、宋、金代の頃に言われるようになったようで、唐代の「新修本草」では「謹按当帰苗二種」とあり、また「大葉者馬尾当帰今用多是馬尾当帰」

と細根の多いものを馬尾当帰とし、多く用いていると記されているのみである。

「本草辨疑」では馬尾当帰のことは触れられてないが、松岡恕庵の「用薬須知」（1726年）では、

　　　和ヲ好トス、大和当帰越後当帰ノ二種アリ。共ニ真ナリ。大和ノ産ハ綱目ニ所謂馬尾当帰ナリ。

と、細根の多い当帰を馬尾当帰としている。また、香川修徳の「一本堂薬選」（1731年）でも、撰修の項において、

　　　凡ソ当帰ヲ撰ブニ第一江州猪吹山ニ産シ、気香シク味辛ク尾多クシテ馬尾ノ如キ者ヲ上ト為ス。陶弘景ガ謂ウ所ノ馬尾当帰是也。

とあり、辨正の項で、

　　　当帰ニ頭身尾有リ、用ヲ異ニスル之説、穿鑿牽合、固ヨリ論ズルニ足ラヌル也。

としている。「猪吹山」は伊吹山のことで、「陶弘景ガ謂ウ」内容は「神農本草経集注」の「今隴西四陽黒水当帰、多肉少枝気香、名馬尾当帰」の記述のことである。また時代が下った内藤尚賢「古方薬品考」（1842年）においても、「唐本ニ謂所ノ馬尾当帰是レ也」（図4-3）とある。

中国の当帰とわが国の当帰は原植物が違っていることはよく知られている。したがって、馬尾当帰も当然同じ種類のものではない。しかしながら、この奇妙な一致は、わが国の先人が大陸と同じもの、同効のものを求めてたどり着いた結果なのである。

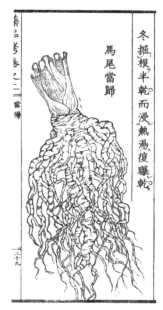

冬掘‖根半乾‖而浸‖熱湯‖復曝乾。

馬尾當歸

集品巻之二二當帰

三十九

図4-3　馬尾当帰（古方薬品考）

2．人参　―人形手―

　もう一つの例として人参を挙げる。

　既に紹介したように、「古方薬品考」にはさまざまな人参の市場品が図示（第一部第3章9の図1-3）されてある。その中に、朝鮮人参、御種人参、曲参などにまじって人形手というものがあり、他の形状のものと異なった認識をされていたことがうかがわれる。このなごりは現在においても見られ、人参の宣伝には根の部分が人形のもの、つまり一見して手や足があるような分岐したものが示されてあったりする。

　この特殊な形状の人参を珍重するという記載は、「名医別録」の「如人形者有神」に由来する。「本草辨疑」においても「人ノ形ノモノ神効アリ」とあるが、それは「本草綱目」が「証類本草」を引用しており、その中にある「名医別録」の記載を引いているからである。

すなわち、元理が主に引用している「本草綱目」では、「釈名」の項中には、

　　　時珍曰く、人蓡は長年月の間に漸次に長成し、その根が人間の形
　　體のやうで神秘なものだから人蓡、神草というのであって、……。

　また、同「集解」には、

　　　別録に曰く、……根が人の形に似たものは霊妙な力がある。
　　　恭曰く、……新羅國から貢献する人参は、根に手足や目鼻があっ
　　て人間のやうな……。
　　　頌曰く、……根は人體のやうな形状のものが神なるものだ。
　　　嘉謨曰く、……人の形に似たものが神効があるので……。

とあり、「名医別録」以降の情報が重積・記載されている。
しかし、「一本堂薬選」では、「撰修」において、

　　　凡ソ人蓡ヲ撰ブニ朝鮮産ヲ以テ上ト為ス。色黄ニシテ潤実柔軟綿
　　ノ如シ。味甘ク苦気ヲ帯ビ…(中略)…謂如人形ノ如キ者ハ神有リト
　　謂ウハ則チ妄矣…(後略)。

として、人形の人参に特別な効能があるという説を妄矣として退けて
いる。

3．植物中の薬用成分の偏在

　植物の二次代謝成分は、植物中に一様に含まれているのではなく、特
定の器官や組織に偏っていることもしばしばである。生薬が多く植物の
根、皮、葉、種子など特定の一部を使用されるのは、人が、薬用成分が

植物体の一部に偏在していることを、経験的に学んできた結果を示している。

　人参のサポニンは全草に含まれているが、貯蔵器官である地下部に多く貯えられる。また、太い根より細い根のほうが含量は高い。さらに、これも第一部第6章4で紹介済みだが、組織化学的には、サポニンの分布は外側の皮層部に偏在し、中心柱（木部）には存在しないと報告されている（Tani et al., *J. Nat. Prod.* **44**, 401–407 (1981)）。これらのことから、同じ重さの人参なら細根が多いものがサポニン量も高くなる傾向にあるということである。

　これは人参を円柱状のものと仮定して考えれば分かりやすい（円形の径が半分になれば、計算では表面積は2分の1、体積と重量は4分の1になる。したがって、同じ目方のものなら、太い1本よりも半分の径の4本組の方が表面積は2倍となり、サポニンの量も2倍になる計算になる。もっともこれは、サポニンが根の表面にしか偏在しないと仮定した場合である。実際にはサポニンは一定の厚さを持った皮層部に含まれているので、少し差し引いて考えなければならない）。また、根の肥大は形成層の活動によりおこるが、太い根ほど内側の中心柱（木部）の比率が高くなる傾向にある。太い根より細い根の方がサポニン含量が高いというのも、皮層部/木部の比率の違いからくると理解できる。

　また、ごく最近、当帰についても、精油成分のリグスチリド(Z)-ligustilide の含量が、当帰頭、主根、側根の順に高くなることが報告された（Kudo et al., *J. Nat. Med.* **75**, 1-10 (2021)）。

4．先人の知恵

　現在では、生薬の殆どが細切り、粉末、或いはエキスとして販売され、一般人が全形生薬を入手して自ら刻み用いるようなことはあまりない。しかし、もし一本の当帰や人参を店頭で選ぶとなれば、単幹状のものよりも沢山に枝分かれしたもの、当帰でいえば馬尾当帰、人参でいえ

ば人形のものということにもなるだろう。

　紹介してきたように、この当帰と人参の事例は、薬用成分が植物の器官や組織に偏在する傾向があるということを、先人が経験から察知・認識して、臨床応用していたのだということを示すものである。根の形状や部位の違いについての、細か過ぎるとも思える観察によって、重要な認識を引きだしていたことは、まさしく「先人の智慧」の極みである。

本多　義昭（ほんだ　ぎしょう）

1943年滋賀県生まれ。京都大学薬学部卒業。薬学博士。京都大学教授、薬学部附属薬用植物園長を経て、2007年京都大学名誉教授。その後、姫路獨協大学薬学部教授、薬学部長、学長。2019年姫路獨協大学名誉教授。研究分野は生薬学。著書は、『ハーブスパイス漢方薬 ― シルクロードくすり往来 ―』（丸善）。"Towards Natural Medicine Research in the 21st Century"（共著、Elsevier）、"Herb Drugs and Herbalists in the Middle East"（東京外国語大AA研）、『シソ・エゴマからセトエゴマへ』（東京図書出版）ほかがある。

生薬学ノート

2021年12月28日　初版第1刷発行

著　者　本多義昭
発行者　中田典昭
発行所　東京図書出版
発行発売　株式会社 リフレ出版
　　　　　〒113-0021　東京都文京区本駒込 3-10-4
　　　　　電話 (03)3823-9171　FAX 0120-41-8080
印　刷　株式会社 ブレイン

落丁・乱丁はお取替えいたします。
ご意見、ご感想をお寄せ下さい。